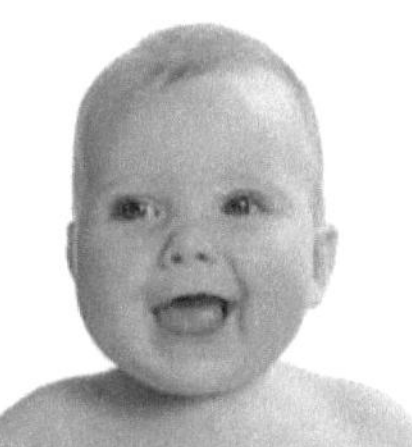

REFLEXOLOGÍA PARA EL BEBÉ

Nora Marrapodi

Marrapodi, Nora

Reflexología para el bebé : cómo eliminar dolencias y evitar los trastornos del sueño - 1a ed. - Buenos Aires : Dos Tintas, 2008.

128 p.; 19 x 13 cm.

1. Libros para Padres. I. Título

CDD 649.1

© **Dos Tintas SA**
Balcarce 711 - Ciudad Autónoma de Buenos Aires, República Argentina
info@doseditores.com

Impreso en la Argentina
Magnograf SA
Perú 555 - Ciudad Autónoma de Buenos Aires, República Argentina
Septiembre de 2008

Este libro es informativo. Consulte siempre a su especialista de confianza.

AGRADECIMIENTOS

A Bettina, una mamá excepcional, diría una madraza, gran persona y seguramente va a saber guiar muy bien a sus hijas, Nahir y Milena; soy testigo de la dedicación, paciencia y amor que les brinda.

Gracias Nahir y Milena por prestarme los piecitos.

A Dana, una mamá muy jovencita con una ternura inigualable y una belleza de hija, Nicole; le deseo una vida plena de felicidad.

Gracias Nicole por tus piecitos.

Gracias a Mirta por la foto que sacó de su nieta y que hoy podemos disfrutar.

Y gracias a todas las mamás que están formando personas de bien, que Dios las bendiga.

Nora Marrapodi

ÍNDICE

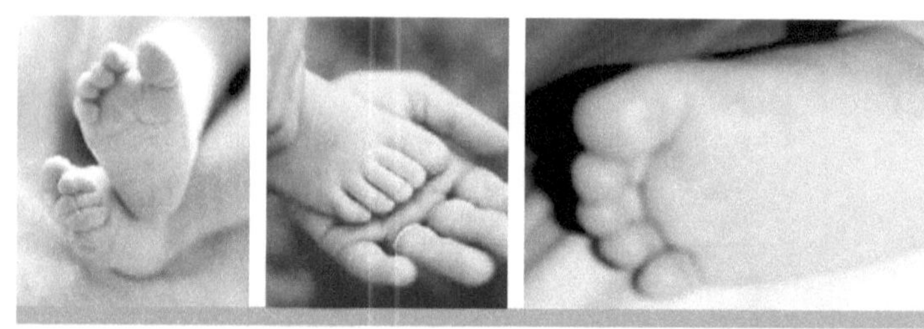

Capítulo 1

¿QUÉ ES LA REFLEXOLOGÍA?

Capítulo 1

¿QUÉ ES LA REFLEXOLOGÍA?

Si imaginamos un cuerpo superpuesto a la planta de pies, la cabeza se sitúa en el primer dedo, el pecho en el metatarso, el abdomen en el arco del pie, la cadera en talones y las piernas en la zona lateral del tendón de Aquiles; si logramos imaginar esto, empezamos a comprender la reflexología.

La técnica consiste en la aplicación de caminatas realizadas con el pulgar y demás dedos; al caminar con el pulgar sobre el pie también lo hacemos sobre los reflejos de órganos, glándulas, huesos y sistemas de nuestro organismo.

Este trabajo provoca en el cuerpo un equilibrio físico, emocional y mental, de esta forma logramos despertar el médico interior que todos tenemos, produciendo la homeostasis (equilibrio interno del organismo), al lograr ese bienestar, esa relajación, que nos permite vivir mejor.

El paciente logra sentir los efectos liberadores del estrés; el estrés no puede ser evitado, pertenece a nuestra vida; el estrés no es ni bueno ni malo, cualquier actividad que hagamos, así esta sea placentera, va a producir estrés; éste se convierte en problema cuando, no logramos volver a equilibrar nuestro cuerpo, o porque los problemas nos desbordan y no podemos aflojar nuestras preocupaciones, por exceso de trabajo, que no nos permite tener momentos de placer, por nuestro fastidio por todo no pudiendo ver las cosas buenas que tiene la vida y nuestro entorno; vemos únicamente lo negativo y no disfrutamos de lo positivo que tenemos.

La reflexología ayuda a equilibrar la circulación sanguínea; todos sabemos lo importante que es nuestra sangre circulando por nuestro cuerpo, llevando oxígeno y nutrientes a cada una de nuestras células que forman todo nuestro organismo, eliminando los productos de desechos de nuestro metabolismo; lo que mucho de nosotros no sabemos es que los vasos sanguíneos se contraen y relajan en este proceso y que su elasticidad es elemental para su correcto funcionamiento. El estrés y la tensión fuerzan el sistema cardiovascular y restringen el flujo de sangre, la circulación se hace más lenta y esto equivale a un mal funcionamiento de nuestra circulación sanguínea.

La reflexología limpia el organismo de toxinas. Nuestro cuerpo dispone de mecanismos para limpiarse a sí mismo, éstos son el sistema linfático y el excretorio (nódulos linfáticos, riñones, colon, piel), los cuales eliminan las toxinas. Si cualquiera de estos sistemas se bloquea y su función no se cumple, los residuos se acumulan en las células y producen una intoxicación de nuestro cuerpo; mediante la reflexología logramos una relajación profunda y esta relajación provoca que la eliminación de toxinas se produzca normalmente.

La reflexología revitaliza la energía. La energía es muy personal a veces tenemos una energía excitante y otras es tranquila y reposada; cada experiencia de nuestros niveles de energía es algo muy particular, muy personal, la energía fluye a través de todo nuestro cuerpo y actúa a nivel emocional, mental y físico y es absolutamente necesaria para nuestra vida. De acuerdo con la teoría de la bipolaridad la energía debe también fluir libremente entre el polo negativo y el polo positivo que cada átomo y cada célula contienem.

La reflexología es una medicina preventiva. La prevención es un acto muy importante para nuestra vida, para mantenernos a salvo de los peligros de nuestro medio, estrés, fatiga, aditivos químicos en los productos de nuestra alimentación, el agua contaminada del suministro urbano, la pobreza del aire que respiramos, por citar alguno de los muchos peligros que a diario enfrentamos. Esto provoca un gran esfuerzo para nuestro sistema inmunológico, que debe estar continuamente alerta avisándonos en nuestro organismo qué es lo que nos hace daño. La reflexología ayuda a dominar las tensiones diarias, y con esto reforzamos las defensas inmunológicas.

Otras partes del cuerpo como las manos, las orejas, el iris de los ojos, contienen puntos reflejos de nuestro cuerpo, pero nuestro pies son los más sensitivos, mucho más de lo que parece; normalmente creemos que nuestras manos son más sensibles, pero no es así. Pese a que estamos más familiarizados con ellas, queremos a nuestras manos, pero ¿sentimos lo mismo por nuestros pies? No siempre estimamos a nuestros pies, y sin embargo ellos son más sensitivos y receptivos, en parte por las terminaciones nerviosas que poseen y en parte gracias a que los mantenemos cubiertos y protegidos. Tenemos una forma de evaluar la sensibilidad de nuestro pies; cuando nos damos un baño, probamos la temperatura con la mano, y el agua nos parece justa, pero al introducir nuestro pie, sentimos que nos quema, como si el agua hubiera cambiado de temperatura de un momento a otro, esta es una prueba de la sensibilidad de nuestros pies.

Los pies son nuestro contacto con la tierra, son nuestra base, nuestro cimiento, unos pies bien asentados son la imagen de la estabilidad; nuestros pies y nuestra mente saben muy bien lo que significa perder el equilibrio.

Los reflexólogos no diagnosticamos enfermedades, ni ejercemos la medicina, pese a que el paciente cuenta sus problemas de salud. Es cierto que se dedica un tiempo extra a trabajar la zona del pie que corresponde a la zona refleja enferma, pero nuestro trabajo en absoluto puede ser clasificado como tratamiento médico.

Lo único que hacemos es trabajar con el flujo de energía sutil para, con ella, revitalizar el cuerpo y sus naturales mecanismos de defensa. La reflexología sólo utiliza las manos, y cuando se trabaja junto con el médico facilita un mejor tratamiento y una mejoría del estado de salud.

Historia de la reflexología

La historia de la reflexología tiene cerca de 5000 años de antigüedad; se sabe que los chinos, japoneses y egipcios fueron los iniciadores de esta técnica que utilizaban para curar.

En China era utilizada junto a la acupuntura. En el siglo IV de nuestra era, un médico chino, Wang, utilizaba la acupuntura y mientras esperaba el tiempo que necesita esta terapia a la reacción de las agujas en el cuerpo del paciente, efectuaba presiones en las plantas de los pies, de esta forma liberaba la energía bloqueada en diferentes partes del organismo.

En Egipto existe un grabado en la tumba de Ankhmahor, médico del Rey Saqqara; este antiguo grabado (2330 a.C.) muestra la representación de dos terapeutas, uno de ellos sujeta el pie del paciente y el otro una mano y ambos están trabajando sobre estos miembros, según la traducción que se ha hecho, el paciente le dice al terapeuta "no me hagas daño", a lo que el terapeuta responde "agradecerás mis acciones".

Los orígenes históricos se remontan a Hipócrates, padre de la medicina occidental, que vivió en los años 460 a.C. al 377 a.C. , era la Edad de Oro de Grecia. Según la información que nos llega Hipócrates nació en la Isla de Cos y se cuenta que sobre su tumba, labraron las abejas una colmena cuya miel tenía poderes curativos.

Según la teoría de Hipócrates sobre la curación consistía en la imitación de los procesos de la naturaleza, reconocía el papel esencial del oxígeno, consideraba la dieta un factor indispensable en el tratamiento, daba medicación vegetal. Hipócrates destacó la importancia que tiene la observación meticulosa, la redacción detallada de la historia clínica y se mostró interesado no sólo en la enfermedad sino en el enfermo, pues decía que no todos los enfermos tenían el mismo tratamiento para la misma enfermedad. Hipócrates le daba una gran importancia a los masajes en general, al contacto con la piel del enfermo y al sentimiento de compasión y amor que se ofrecía al enfermo.

Los chinos, los egipcios, los griegos y los indios fueron los primeros en utilizar la reflexología como práctica, para equilibrar la salud.

En los primeros años del siglo XX el Doctor William Fitzgerald desarrolló la moderna teoría de parcelar en zonas el cuerpo humano, arguyendo que unas partes del cuerpo se corresponden con otras; la prueba de su teoría la estableció anestesiando una zona y ejerciendo presión sobre ella; verificó que la anestesia se producía también en la zona refleja de la primera.

Edwin Bowers, colega del Doctor Fitzgerald, utilizó una demostración más radical, para convencer a los escépticos de la validez de la teoría; mostró en una persona que se ofrecía voluntariamente, pinchando con un aguja en la cara, cómo no le producía dolor alguno si al mismo tiempo le presionaba en un punto de la mano, es decir, en la zona refleja correspondiente al punto que le pinchaba en el rostro.

El Dr. Riley, defensor de la teoría de Fitzgerald, contribuyó a la difusión de la reflexologí;, trabajaba con él una masajista norteamericana, Eunice Ingham, que sería la creadora de la reflexología podal tal como se la conoce hoy. Ingham abandonó el hospital para dedicarse de lleno a la reflexología, escribió varios, libros entre ellos *Historia que los pies podrían contar,* y confeccionó el primer mapa reflexológico con la correspondencia entre órganos, glándulas, huesos, etc.

Con el tiempo ha sido aceptada esta terapia complementaria, y ha sido reconocida como de gran ayuda para el alivio de enfermedades importantes, acompañando en el tratamiento al médico, para un mayor beneficio del paciente.

Zonas reflejadas del pie derecho (zona plantar)

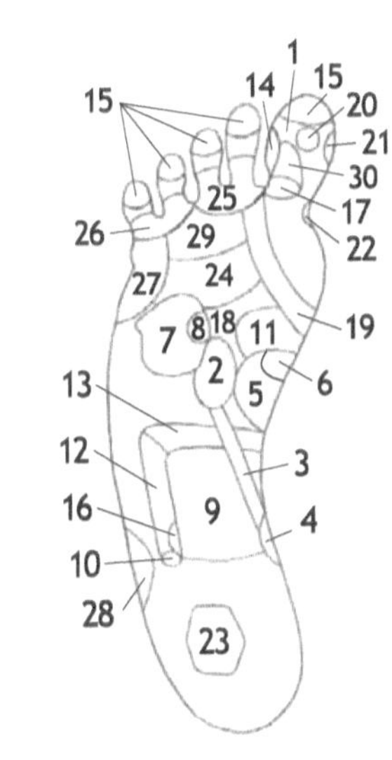

9. Intestino delgado
10. Apéndice vermicular
11. Estómago
12. Colon ascendente
13. Colon transverso
14. Sien izquierda
15. Senos nasales
    (parte izquierda)
16. Válvula ileocecal
17. Nuca
18. Plexo solar
19. Tiroides
20. Hipófisis o pituitaria
21. Suprarrenal derecha
22. Paratiroides
23. Glándulas genitales derechas
    (ovario o testículo)
24. Pulmón derecho, bronquios
25. Ojo izquierdo
26. Oreja izquierda
27. Hombro derecho
28. Rodilla derecha
29. Trapecio derecho
30. Tronco cerebral
    (bulbo raquídeo, cerebelo)

1. Cabeza (cerebro)
   Hemisferio izquierdo
2. Riñón derecho
3. Uréter derecho
4. Vejiga
5. Duodeno
6. Páncreas
7. Hígado
8. Vesícula biliar

Zonas reflejadas del pie izquierdo (zona plantar)

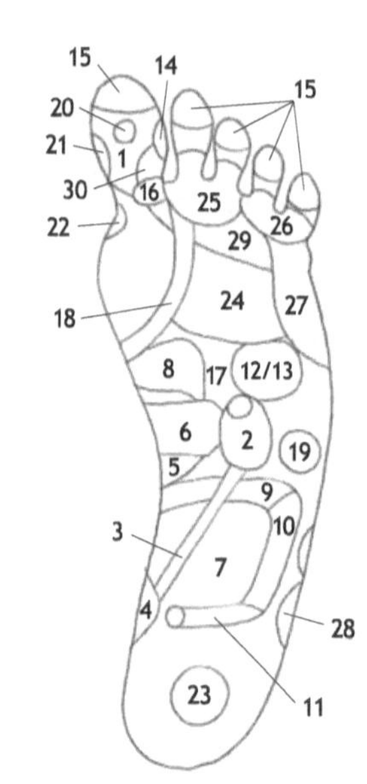

8. Estómago
9. Colon transverso
10. Colon descendente
11. Recto
12/13. Corazón
14. Sien derecha
15. Senos nasales (parte derecha)
16. Nuca
17. Plexo solar
18. Tiroides
19. Bazo
20. Hipófisis o pituitaria
21. Suprarrenal izquierda
22. Paratiroides
23. Glándulas genitales izquierdas (ovario o testículo)
24. Pulmón izquierdo, bronquios
25. Ojo derecho
26. Oreja derecha
27. Hombro izquierdo
28. Rodilla izquierda
29. Trapecio izquierdo
30. Tronco cerebral

1. Cabeza (cerebro) Hemisferio derecho
2. Riñón izquierdo
3. Uréter izquierdo
4. Vejiga
5. Duodeno
6. Páncreas
7. Intestino delgado

Zonas reflejadas en el interior del pie izquierdo

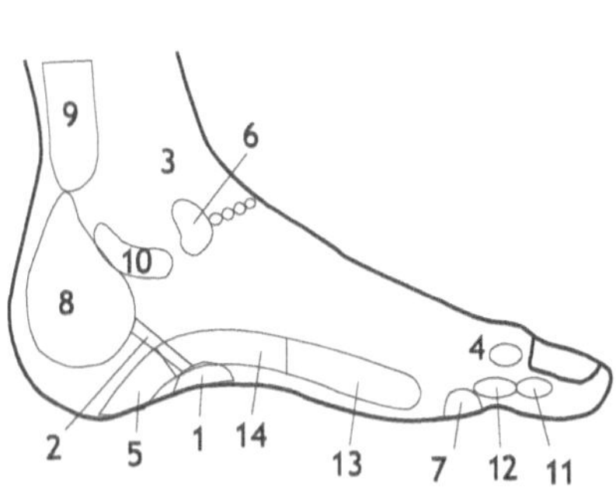

1. Vejiga
2. Pene, vagina
3. Trompa de Falopio
4. Amígdalas
5. Sacro y coxis
6. Glándulas linfáticas, abdomen
7. Paratiroides
8. Útero (matriz) o próstata
9. Recto, hemorroides
10. Articulación de la cadera
11. Nariz
12. Columna cervical
13. Columna dorsal
14. Columna lumbar

Zonas reflejadas en el exterior del pie

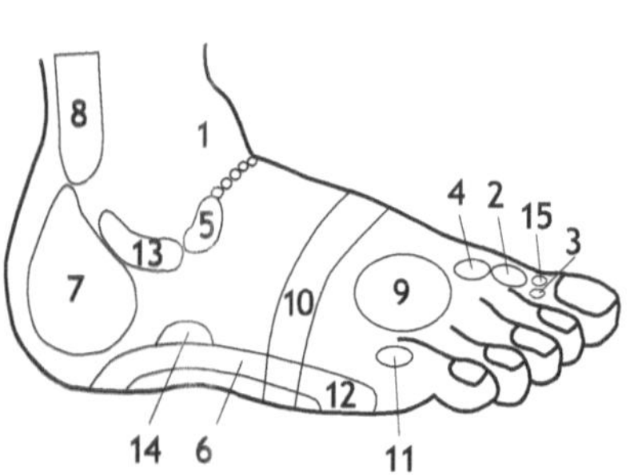

1. Trompa de Falopio
2. Sien, nervio trigemio
3. Laringe tráquea arterial
4. Vías linfáticas superiores y canales lacunares del pecho
5. Glándulas linfáticas, tórax
6. Zona de la ciática
7. Glándulas genitales, ovario y trompa de Falopio, o testículo
8. Alivio de abdomen en caso de dolores menstruales
9. Pecho (senos)
10. Diafragma
11. Centro de equilibrio
12. Hombro
13. Articulación de la cadera
14. Rodilla derecha
15. Amígdalas

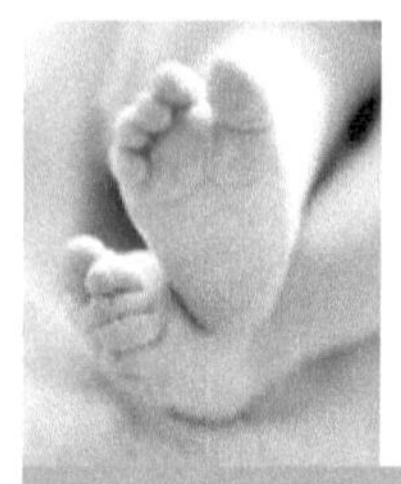 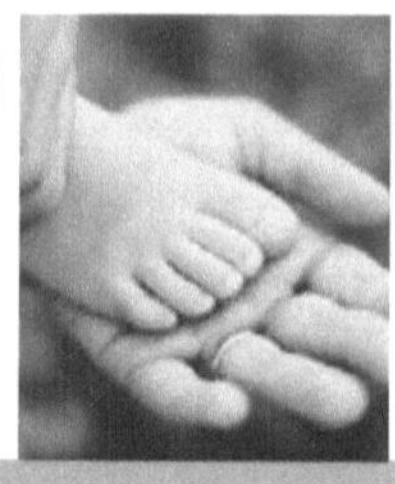 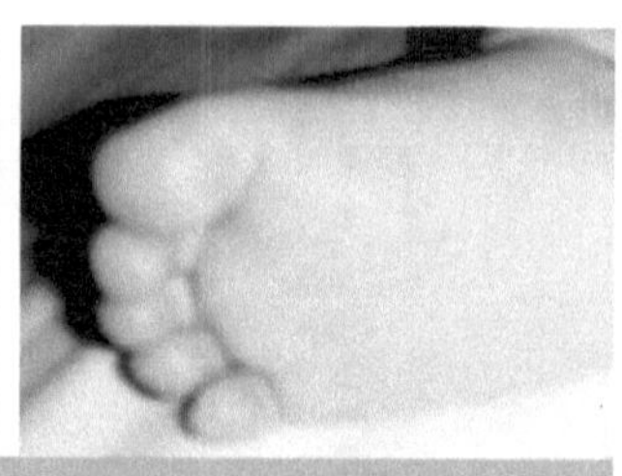

Capítulo 2

REFLEXOLOGÍA EN EL EMBARAZO

Capítulo 2

REFLEXOLOGÍA EN EL EMBARAZO

El comienzo del embarazo es el momento en que un óvulo es fecundado por un espermatozoide.

Cuando el ciclo menstrual es normal se libera un óvulo de uno de los ovarios alrededor del día 14 antes de la siguiente menstruación; la liberación del óvulo se denomina ovulación.

El óvulo en el recorrido hacia el útero, por las trompas de Falopio, puede ser fecundado, es decir si el espermatozoide consigue penetrar en el óvulo y lo fecunda, este comienza a convertirse en embrión mediante varias divisiones celulares.

Si se liberan y fecundan más de un óvulo se produce un embarazo múltiple, en este caso hablamos de mellizos; si se habla de gemelos idénticos son el resultado de la separación de un óvulo ya fecundado, este óvulo se divide en dos célu-las independientes.

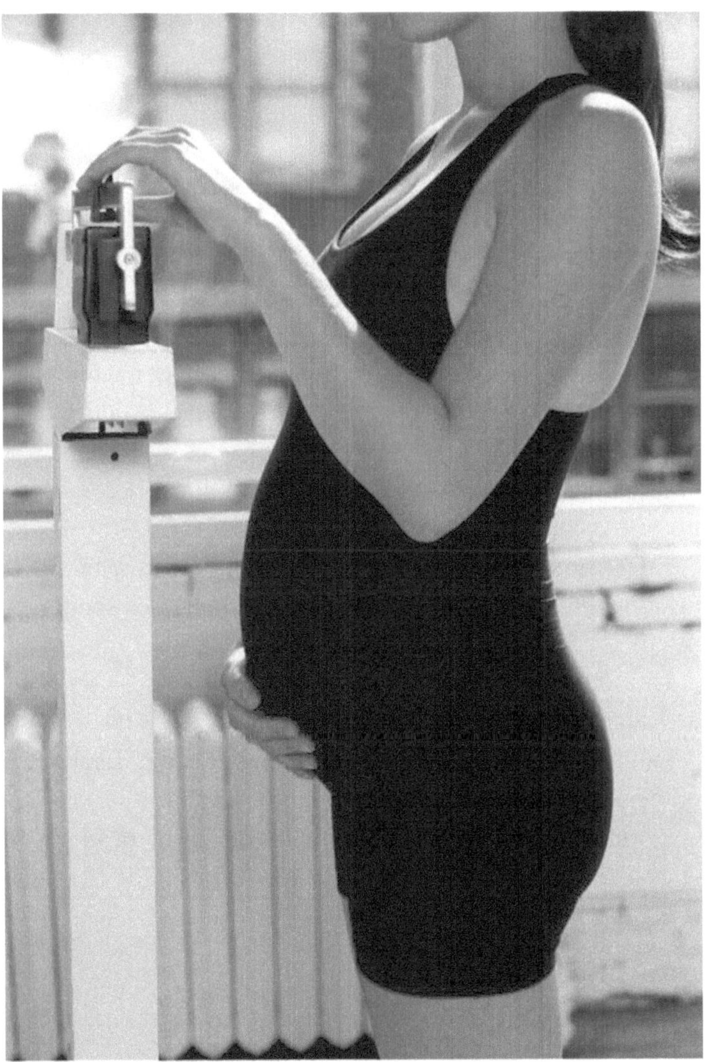

El espermatozoide emigra desde la vagina hasta el extremo del útero en forma de embudo por las trompas de Falopio, donde normalmente se produce la concepción, que no lleva más de cinco minutos.

Al desarrollo del óvulo fecundado se lo llama cigoto, el cigoto se divide mientras se desplaza por las trompas de Falopio y alcanza el útero, este recorrido le lleva de tres a cinco días; ya dentro del útero, se implanta cerca del fondo del útero, y comienza a formarse la placenta; la placenta produce hormonas que ayudan a mantener la gestación, permite el intercambio de oxígeno, nutrientes y productos de desecho.

En el día 16 ó 17 comienzan a desarrollarse el corazón y los principales vasos sanguíneos.

El corazón comienza a bombear y comienzan a formarse los glóbulos rojos; se lleva la sangre por los vasos sanguíneos en el día 20.

La formación de los órganos se completa a las 12 semanas de embarazo.

La mayoría de las malformaciones tienen lugar durante las primeras 12 semanas.

El embarazo dura en promedio 38 semanas desde el día de la concepción ó 40 semanas desde el primer día de la última menstruación.

El embarazo se divide en tres períodos:

• El primero período: de la semana 1 a la 12.

• El segundo período: de la semana 13 a la 24.

• El tercero y último período: de la semana 25 hasta el momento del parto.

Es importante que si el embarazo lleva un proceso normal, la futura mamá comience a dedicarse momentos para ella y su bebé, momentos de profunda relajación en los cuales pueda experimentar un auténtico bienestar. Puede realizar cualquier actividad que le provoque placer, y también experimentar la relajación a través de distintas terapias, como pueden ser masajes en piernas y espalda, reflexología facial, o podal, aromaterapia –es decir asesorarse cómo aromatizar el ambiente en el que se encuentra, para lograr un ambiente armónico y durante la noche un buen dormir–. La comunicación entre el terapeuta corporal y el obstetra es fundamental. Realizar algún tipo de terapia complementaria para aliviar los malestares que puede provocar el embarazo y prepararse para un parto feliz, también va a beneficiar al bebé, que se sentirá con mayor placer en la panza de su mamá, será un

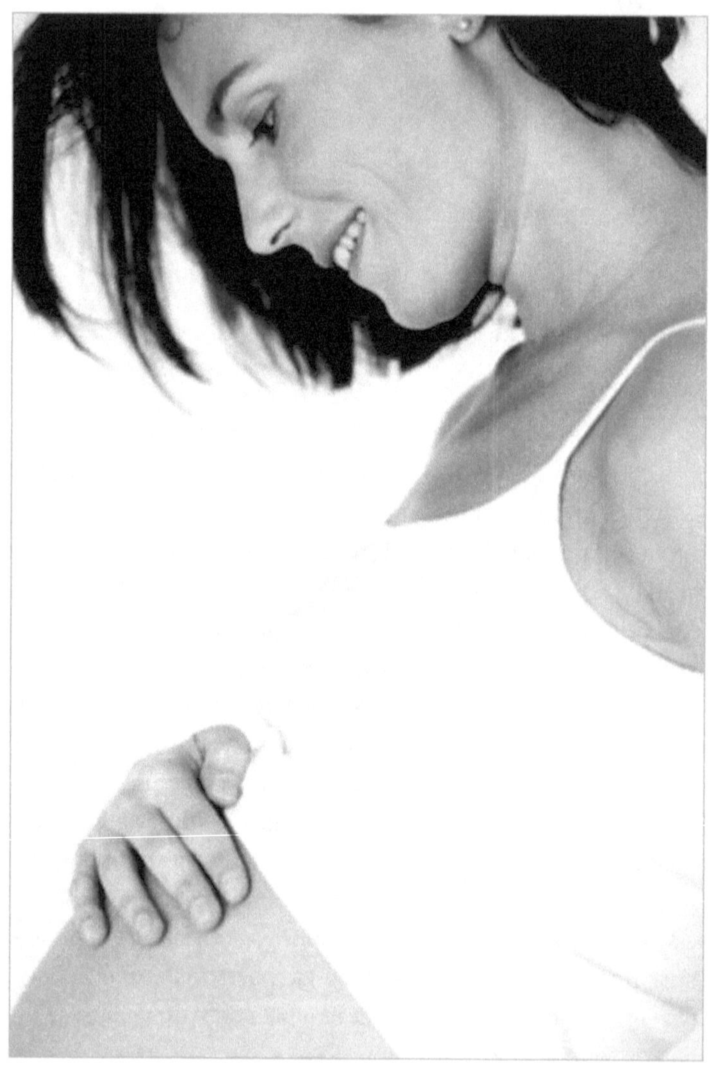

bebé mucho más contenido, con menor grado de ansiedad al nacer.

Si el embarazo es normal, no existe ninguna contraindicación para que no se pueda trabajar, por ejemplo, con reflexología podal; si el embarazo tiene algún tipo de complicación desde mi experiencia recomiendo esperar a que se superen los problemas, o directamente estar conectados con el obstetra, que él decida qué es lo mejor para este tipo de embarazo; la reflexología nunca puede hacer daño, simplemente logrará la homeostasis en el organismo que se regulará a sí mismo. Pero es preferible que ante un embarazo complicado sea el médico el que decida qué pasos se siguen.

Anatomía del pie

El pie es una estructura perfectamente diseñada con fuerza, flexibilidad y movimientos totalmente coordinados.

El diccionario lo define como: "la parte de la extremidad inferior que sirve al hombre y a los animales para sostenerse y andar."

Estructura anatómica del pie

- Huesos

- Articulaciones y ligamentos

- Músculos y tendones

- Arterias

- Venas

- Vasos linfáticos

- Nervios

- Tejido subcutáneo, piel y faneras

Cada una de estas partes forma nuestros pies.

Cuando el pie está bien equilibrado, el peso del cuerpo se distribuye de forma equilibrada.

El pie no sólo se limita a soportar el peso en posición vertical, su vascularización y su inervación, tanto como la estructura ósea y muscular, permiten que se adapte a cualquier situación en la que deba mantener su equilibrio.

Nuestros pies son tan maravillosos que nos permiten andar, correr, subir, empujar para saltar, adaptación al terreno, etc. Y fundamentalmente nos hace libres, nos permite ir donde queremos, merecen todo nuestro respeto, nuestro cuidado y nuestro amor.

Hay distintas formas del pie que han sido estudiadas anatómicamente, por ejemplo:

PIE EGIPCIO

- 60% de la población se caracteriza por el primer dedo o dedo gordo como dominante, es decir que sobresale de todos los demás dedos.

PIE GRIEGO

- 15% de la población, segundo dedo dominante, es decir sobresale al primer dedo.

PIE CUADRADO

- 25% de la población tiene el primero y el segundo dedo iguales de largo.

Los pies y la reflexología

Ahora vamos al tema que nos ocupa:

¿Dónde encontramos el sistema reproductor en el pie?

Zona de tobillo y talones, si lo llevamos a nivel físico, representa la zona de cadera y sistema reproductor; no debemos perder de vista también las mamas, que las encontramos en la zona del metatarso, que representa la parte de nuestro tórax.

A nivel holístico o lectura del pie representa

La familia, hogar, trabajo, hijos, sexualidad, sostén y eliminación.

El apego, la mayor o menor facilidad que tengo frente a los cambios.

Mi poca o suficiente capacidad de sostén emocional.

Y a nivel reproductor, mi capacidad de crear en todos los aspectos de mi vida.

Tratamiento reflexológico en las embarazadas

La mujer embarazada está particularmente sensible, agitada y a veces excesivamente nerviosa. Llegan a la consulta con mucha tensión o muy susceptibles, trato de centrar mi

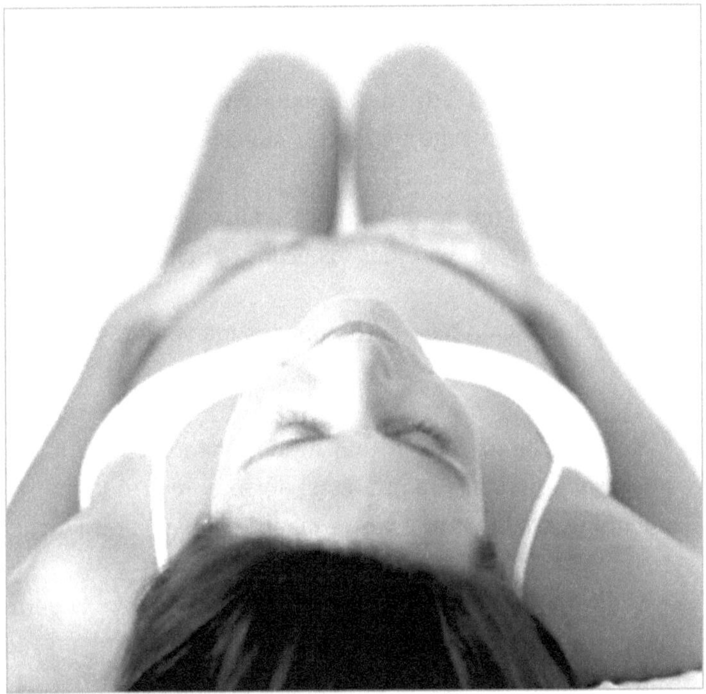

trabajo en la relajación del pie con lo cual logro también la relajación de todo el organismo, para que logre mayor bienestar y mayor tranquilidad en cada aspecto de su vida.

Primero vamos a interrogar sobre en qué parte del cuerpo siente molestias, acto seguido exploramos detenidamente el pie, anotamos todo lo que notamos, lo llevamos a la ficha y finalmente comenzamos a tratar a nuestra paciente.

Cómo tratar el pie

• Realizo un contacto con mi manos y los dos pies, tomo los dedos y mantengo unos segundo este toque.

• Tiro suavemente del dedo uno, y realizo una rotación, esta maniobra la repito en todos los dedos del pie izquierdo.

• Tomo el primer dedo entre mis dos manos y realizo una maniobra de vaivén.

• En el metatarso ubico una de mis manos en forma de puño en la planta, y la otra en el dorso, y realizo un movimiento de ola entre una y otra mano; una va, la otra viene.

• Rotación de columna, las dos manos juntas sobre la parte medial o interna del pie, y se realiza un movimiento de torsión.

• Rotación de tobillo, una mano sostiene el talón y la otra toma el pie y realiza el movimiento de giro.

Estos son pasos básicos para que cualquier integrante de la familia, marido, mamá o una amiga, pueda ayudarla a que se relaje de toda su tensión.

Aromaterapia en el embarazo

Aconsejo a las embarazadas que extremen sus precauciones con los aaceites esenciales, fundamentalmente durante los tres primeros meses, ya que son meses fundamentales en el desarrollo del niño; superados estos tres meses, el bebé se ha afianzado más al útero, o para decirlo de otra forma a la vida. La recomendación es porque existen aceites, que estimulan el útero, y esto que es buenísimo en el momento del parto, no lo es en los meses anteriores.

A mis pacientes les aconsejo no utilizar la mayoría de los aceites esenciales, como:
- Albahaca
- Canela
- Salvia esclarea
- Hinojo
- Perejil
- Menta
- Romero, etc.

Luego de este período de tres meses pueden utilizar en mínima cantidad con mucha precaución:
- Manzanilla
- Geranio
- Lavanda

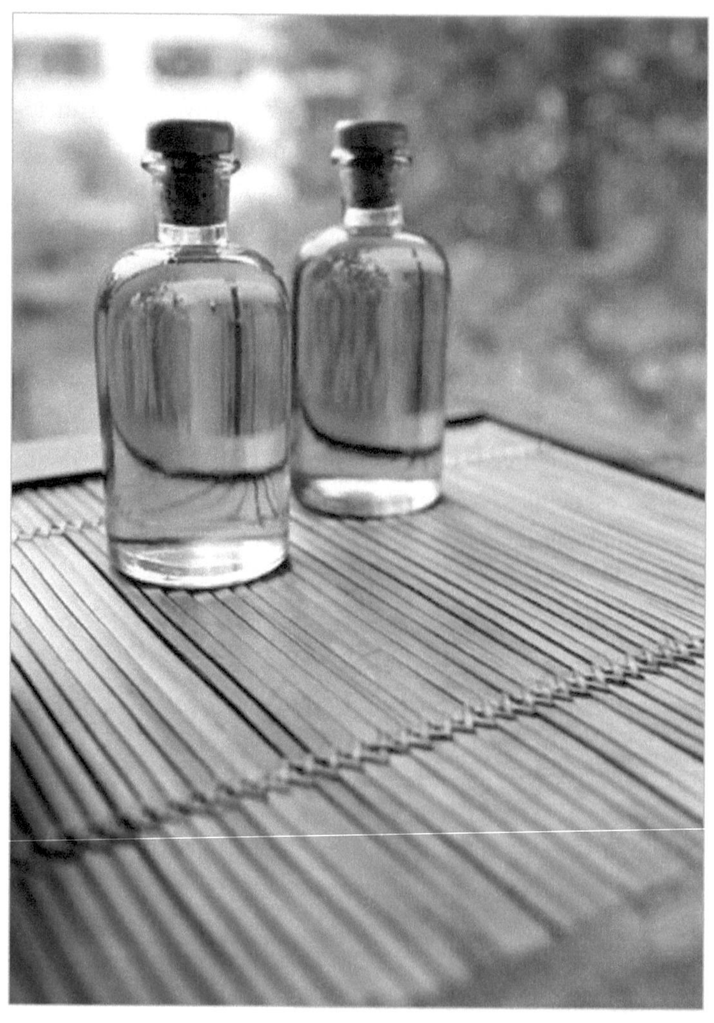

Surge otra pregunta: ¿Cuántas sesiones son necesarias para aliviar los malestares que se presentan?

No es posible contestar esta pregunta, el cuerpo de la mujer durante el embarazo va sufriendo distintas transformaciones que le provocan distintos malestares, y esto no logramos solucionarlo con unas cuantas sesiones; lo ideal es que comience lo antes posible y continué hasta después del parto, ya que el proceso de posparto es muy difícil de llevar en las primeras semanas; la reciente mamá sufre un proceso de adaptación nada fácil, que la reflexología puede muy bien ayudar a superar sin inconvenientes.

¿Qué sucede con el bebé durante el embarazo?

MES 1

Comienza a desarrollarse. El sistema circulatorio comienza a funcionar, se forman los dos hemisferios cerebrales, aparecen los primeros indicios de la columna vertebral y comienzan a formarse músculos, hígado, sistema digestivo, cara y cuello.

MES 2

Se desarrollan cara, extremidades, tejido cerebral, esqueleto y columna vertebral. Los dedos de los pies y los oídos, comienza la movilidad muscular.

MES 3

Se vuelve más móvil, gira la cabeza y controla las manos, inicia la primera fase del reflejo de succión.

MES 4

Se forma el tejido nervioso en la estructura del esqueleto. Se evidencian las diferencias entre sexo al formarse los genitales.

MES 5

El esqueleto se fusiona, las uñas, pezones y el cabello se hacen presentes. La longitud es de aproximadamente 25 cm.

MES 6

Cierra los ojos voluntariamente, el reflejo de asir se fortalece.

MESES 7, 8 Y 9

El bebé gana peso, crece el cabello, practica la succión. Esto meses son de suma importancia para la unión entre el bebé y la mamá.

El parto

En una gran cantidad de embarazadas el parto no comienza repentinamente; en los días previos aparecen algunos síntomas, por ejemplo, cambia la forma y desciende el abdomen, por lo menos en las dos últimas semanas, y corre paralelo al descenso y penetración de la cabeza del bebé en la pelvis de la mamá. La embarazada respira con más facilidad y la sensación de pesadez abdominal disminuye; sin embargo, la marcha se hace cada vez más dificultosa, los deseos de orinar son más frecuentes y aparecen calambres en las piernas; en estos días existen contracciones uterinas. Ya en los últimos meses de embarazo estas contracciones eran esporádicas, ahora son más seguidas, durante las horas de la noche, son más incómodas, y hace pensar a la embarazada que el parto ha comenzado, pero en realidad son falsos estos dolores de parto, ceden al caminar o con analgésicos de mediana intensidad; la etapa de acercamiento al trabajo de parto va haciéndose en forma escalonada. Cuando el parto va a realizarse normalmente la cabeza fetal se encuentra a la entrada de la pelvis y contacta con el cuello uterino, en este proceso lo ideal es que comience a hacer movimientos con sus pies para flexibilizar la zona de caderas y pelvis.

Flexión y extensión del pie.
Circunducción de tobillo, rotación del tobillo.

En los momentos previos al parto si no puede estar presente la reflexóloga, lo ideal es que haya entrenado a su marido, para que realice las maniobras que va a beneficiar al parto, un parto con menos dolor, en menos tiempo, que no sólo beneficia a la mujer sino también al bebé que llega a un nuevo mundo.

Trabajo por realizar por el papá

- Rotación del tobillo
- Aflojamiento de tobillo
- Flexión, extensión de cadera (tobillo)
- Circunducción de cadera (tobillo)
- Movilización de tendón de Aquiles

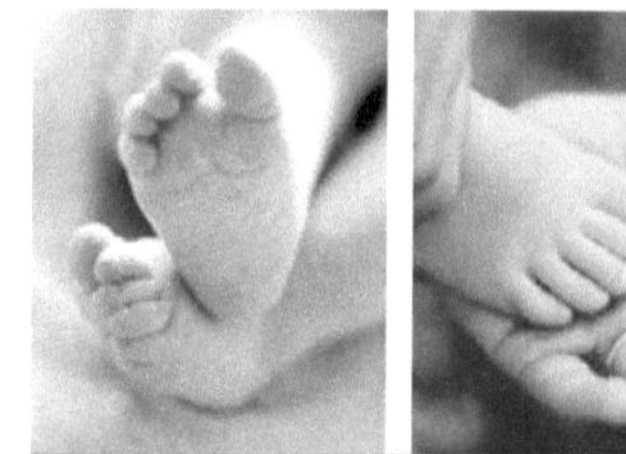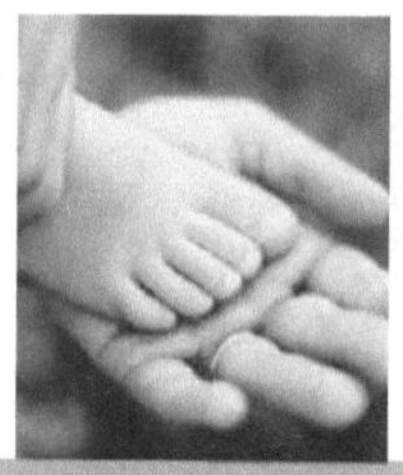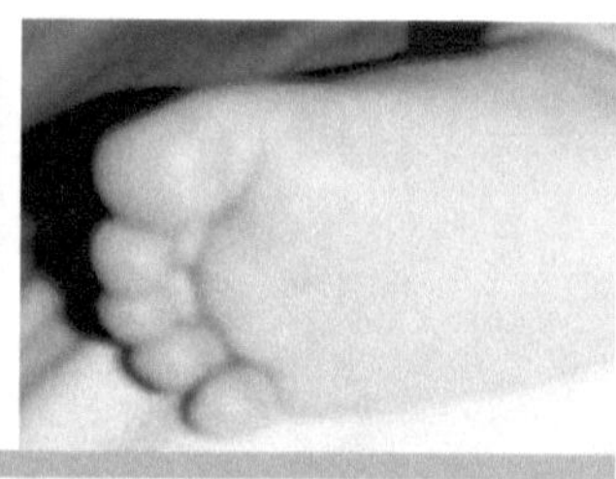

Capítulo 3
HA LLEGADO EL BEBÉ

Capítulo 3

HA LLEGADO EL BEBÉ

El bebé ha llegado, ha pasado por un momento muy crítico, de gran miedo, y gran tensión, el período postnatal comienza en el nacimiento.

La cabeza del niño es aproximadamente un cuarto de la altura total del cuerpo, además los contornos toráxicos y abdominal son redondos, esto queda bien claro en el cambio que se va produciendo en las fases de crecimiento y desarrollo.

El período de lactancia comienza en el nacimiento y dura alrededor de 18 meses.

Las primeras cuatro semanas suelen denominarse período neonatal; durante este período, se producen cambios de forma muy rápida.

El niño nace y debe aceptar el mundo, un mundo que desde el primer momento siente agresivo; viene de un medio de calidez, protección y ruidos muy tenues; lo ideal es que no bien llegue, desde el primer momento, sea mimado. La mamá

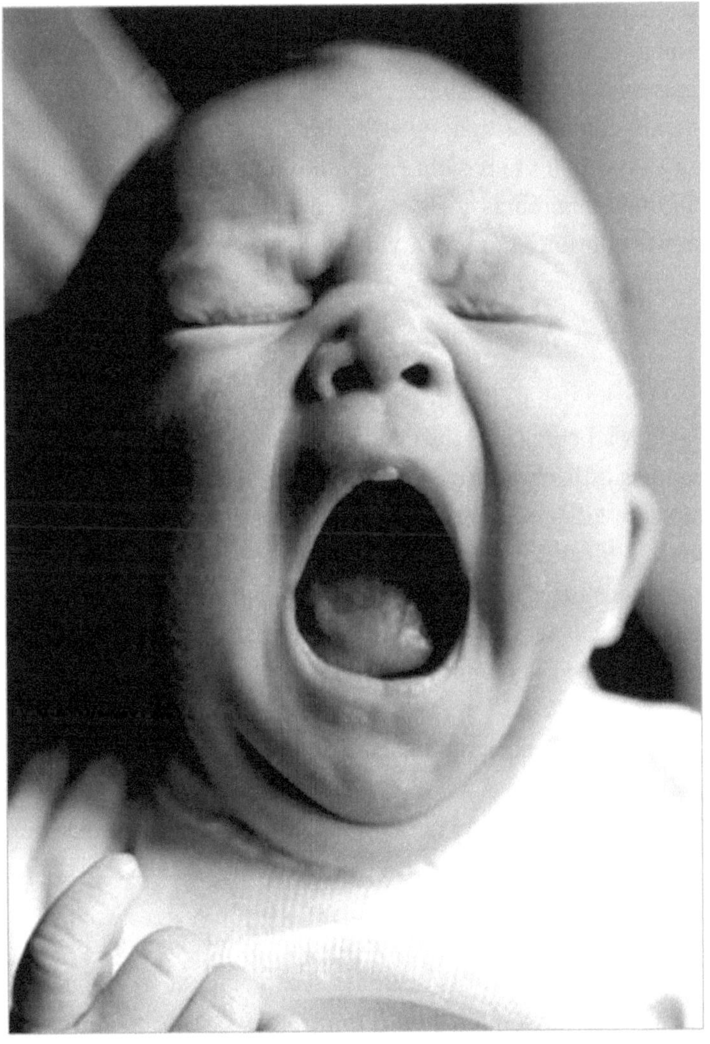

y el papá deben acunarlo, acariciarlo, besarlo con muchísimo amor, el refugio en los brazos de mamá y papá es el lugar más seguro. Es el primer contacto y debe realizarse diariamente como un ritual, de esta forma es un bebé que comienza su crecimiento basado en el amor, la paz, la serenidad. Hay algunas maniobras que les voy a indicar que pueden hacer desde el primer momento y durante meses, que van a ayudar a afrontar su vida con mayor comprensión y mucho menos temor.

El bebé debe estar desnudo, utilizamos algún aceite especial para bebé, debemos evitar que sienta frío; en la India las mamás utilizan aceite de coco; no deben hacerse estos toques si se ha alimentado; debemos dejar pasar un tiempo prudencial, lo ideal es que después del masaje venga el baño y quedará lo suficientemente relajado para descansar por varias horas; debe realizarse por la noche, pero también se puede repetir por la mañana.

La mamá debe comunicarse con el bebé a través de la piel.

• Colocar aceite de bebés en abundancia en las manos de la mamá.

• Comenzar con las dos manos en el pechito del bebé, y separándolas por los costados, abarcamos todo su cuerpo, para volver a subir por el centro (todo esto en forma de caricia, fundamentalmente en la zona de abdomen, bien flojas las manos, sin oprimir).

• Tomar la mano del bebé y en forma de caricia extender el bracito, una mano baja y la otra se apoya en el hombro para seguir la secuencia.

• Estirar cada dedito, suavemente, dedo por dedo, de la manito, una sola vez y uno por vez; luego masajear la pequeña palma; esto lo realizamos en cada brazo.

• Vamos a las piernitas, repetimos el mismo procedimiento que en brazos, y luego en los piecitos, repetimos lo que hicimos en las manitos, masajear muy bien las plantas de los pies con los pulgares.

• Colocar al bebé boca abajo y repetimos en la espalda, las manos colocadas en el centro; en el costado de la columna abrimos hacia los costados bajamos hacia los glúteos, cerramos en el centro del final de la columna y subimos por los costados de la columna vertebral.

• Dejamos las manos en cada costado de la columna y en forma de caricia sin presión, una mano sube y la otra baja.

• Volvemos el bebé boca arriba y seguimos con la carita.

• Apoyamos las manos suavemente en la frente y bajamos por los costados de la carita y volvemos a la frente para repetir el procedimiento.

Movilizaciones

• Hacemos movimientos con los bracitos hacia arriba y hacia abajo (suavemente).

• Movimientos de cerrar y abrir los bracitos sobre el pecho.

• Movimientos en las piernitas de cruzarlas una sobre otra intercalando.

• Movimiento con las manos, apoyamos en las plantas de los piecitos, e intentamos, sin imponerlo, un movimiento de bicicleta.

• Y ahora un baño calentito, cuidando que la temperatura sea más bien tibia y el bebé va a tener un hermoso sueño.

• La pancita no debe tocarse hasta alcanzar los tres meses, los pases que hacemos en el frente del cuerpito son excesivamente suaves.

Todos estos toques y movimientos van a estimular el buen crecimiento del bebé.

El organismo del niño recién nacido experimenta cambios, las funciones del organismo tienen que comenzar a activarse, pero necesita un tiempo de adaptación, se calcula alrededor de los 10 días para poder decir que hay un equilibrio fisiológico; en este tiempo ya se puede decir, si no hubo ningún tipo de complicación, que el bebé tiene una buena salud.

Las modificaciones más importantes son la acción respiratoria, circulatoria y la alimentación.

Respiración

Durante el embarazo el bebé respira a través de la placenta, es una respiración interna que oxigena los tejidos; al nacer comienzan a funcionar los pulmones.

El recién nacido consume todo el oxígeno disponible en el momento de salir de la panza de su mamá, se carga de anhídrido carbónico, sufre un estado de asfixia, esta cantidad de anhídrido carbónico estimula los centros nerviosos de la respiración, provoca un reflejo y se realiza el primer movimiento respiratorio; por ese motivo el bebé llora al nacer, es la primera gran angustia de su vida, quedarse por unos segundos sin aire.

Circulación sanguínea

En el feto se desarrolla a través de la placenta, al nacer pasa a ser autónoma; el pulso antes de nacer es de 140 a 160 pulsaciones; al nacer baja a 120 pulsaciones o menos.

Nutrición

La nutrición del feto se realiza a través de la sangre materna; después del nacimiento cuando se corta el cordón umbilical, se interrumpe la nutrición y debe alimentarse mediante su propio sistema digestivo, recibiendo la comida, digiriéndola y asimilándola; el primer alimento que recibe de la madre se llama "calostro", que es previo a la leche, que la mamá comienza a segregar a partir del tercer día de nacido el bebé. El calostro nutre poco al niño, por ese motivo baja de peso, por lo general no supera los 200 gr, y a la semana recupera lo perdido, este es otro momento de gran angustia para nuestro bebé, ya que nunca sintió la sensación de hambre y con el nacimiento, comienza a experimentarla, depende de su mamá para recibir la alimentación y su única defensa es el llanto para reclamar el alimento.

La primera defecación es color verde oscuro, casi negra, llamada meconio, producto del aparato digestivo que se puso en funcionamiento (el meconio es una sustancia viscosa y espesa compuesta de células muertas y secreciones del estómago e hígado, se compone de liquido amniótico, moco, lanugo –vello fino que cubre el cuerpo del bebé–, bilis y células que se han desprendido de la piel y del tubo digestivo); cuando comienza el proceso de alimentación, las heces son amarillas y son expulsadas 3 ó 4 veces al día.

El aparato urinario, durante la vida fetal, produce orina en poca cantidad, después del nacimiento aumenta la cantidad de orina excretada, la vejiga tiene poca capacidad y las micciones son muy frecuentes.

La piel del bebé es muy delicada. El jabón con el cual se lo lava debe ser neutro y de muy buena calidad lo mismo que el aceite para los masajes o el talco.

Al usar talco se debe tener cuidado de que no se volatilice, para que el bebé no lo inhale por las vías respiratorias, se debe tener la precaución de proteger con la mano o girarle la carita.

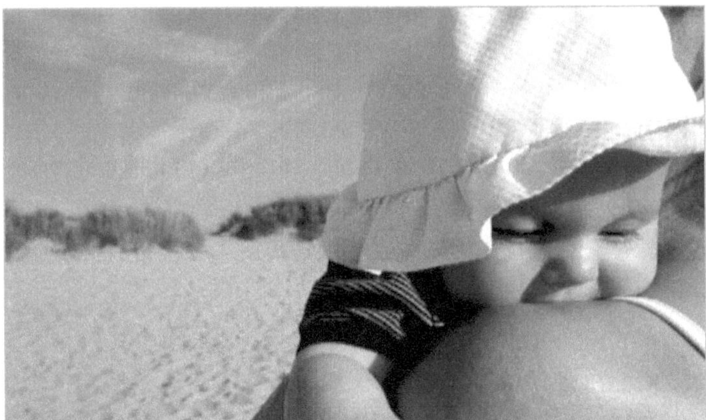

Problemas durante el primer año de vida

En su primer año de vida los niños son generalmente muy sanos, pero hay algunos síntomas que en algunos niños suelen repetirse con frecuencia.

Alergias, catarros, estreñimiento, infecciones de oído, diarreas, vómitos, etc.

Ictericia del recién nacido

La ictericia es la coloración amarilla de la piel y la conjuntiva de los ojos (la parte blanca de los ojos); se presenta en un gran porcentaje de recién nacidos entre el tercer y el quinto día, por lo general, no es grave, y desaparece sin necesidad de tratamiento.

La causa es un aumento de un pigmento de la sangre, la bilirrubina, y esto suele ocurrir porque el hígado no puede evacuar bien esta sustancia, es decir aún este órgano no cumplió todo su ciclo de desarrollo.

Si nota que su bebé tiene la piel amarillenta llame al médico que él supervisará el estado del bebé.

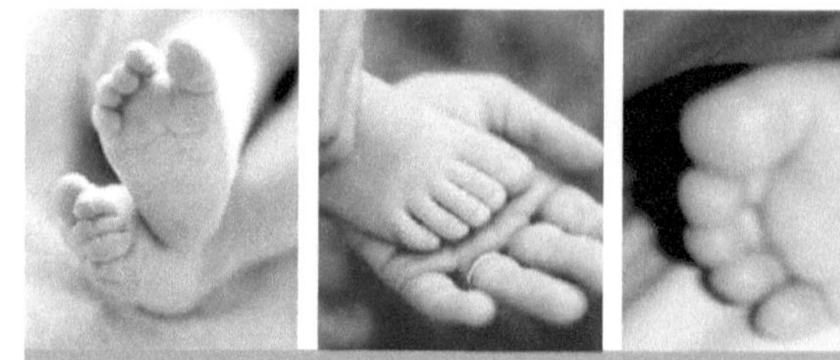

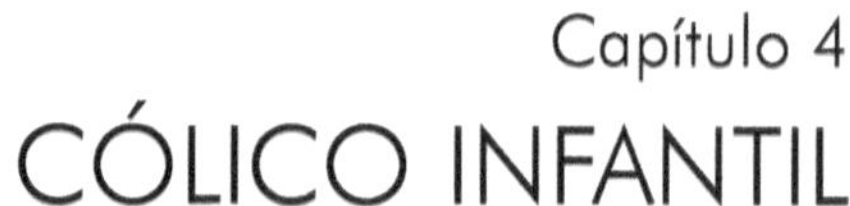

Capítulo 4
CÓLICO INFANTIL

Capítulo 4

CÓLICO INFANTIL

Un niño de pocos meses es una persona totalmente indefensa, no puede comunicarse y al no poder decir qué le sucede, qué le duele, qué siente, su forma de expresión es el llanto.

Una de las causas más frecuentes de llanto persistente son los cólicos y suelen durar un promedio de tres horas.

Estos cólicos suelen comenzar a las 2 semanas del nacimiento y por lo general a partir de los cuatro meses se superan.

Por lo general, durante el episodio, el abdomen se hincha, y hay eliminación de gases por el recto. El llanto es persistente, el bebé esta inquieto, irritable, con la carita enrojecida, y suele flexionar las piernas sobre el abdomen.

Si el médico ha dado su diagnóstico de que no existe ninguna enfermedad, que el niño es sano, debemos actuar con toda nuestra paciencia y, suavemente, nos ponemos a trabajar con reflexología.

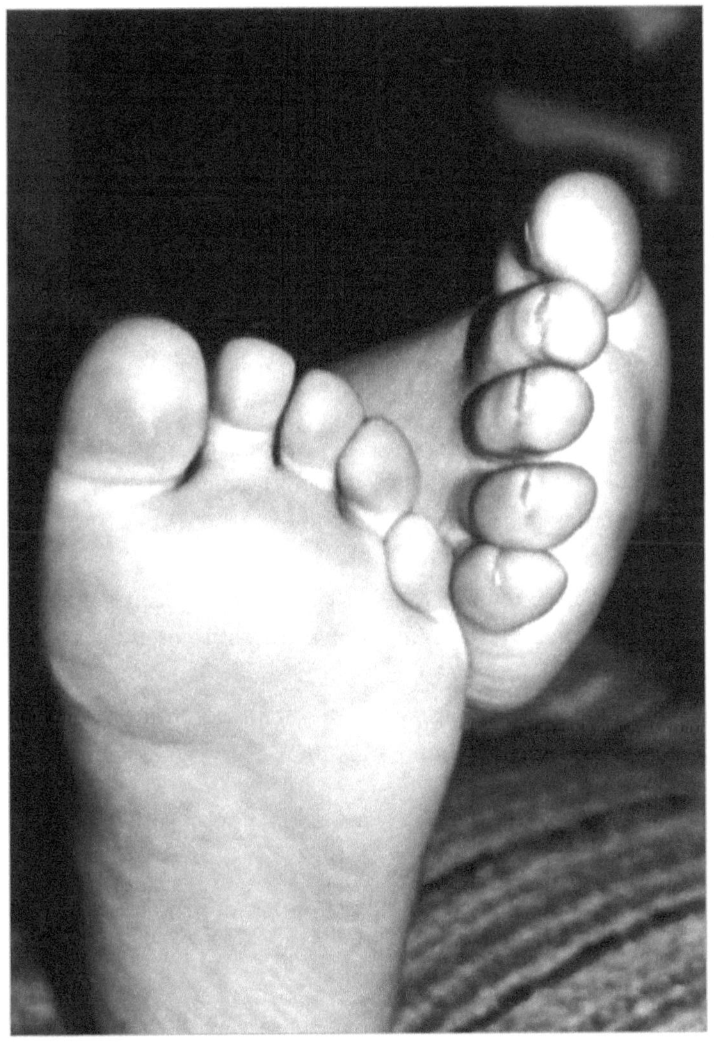

• Sobre la planta del pie del bebé en la zona del arco, pasamos nuestro pulgar, suavemente con leves círculos, no más de un minuto por pie.

• Luego en el costado del borde interno del pie pasamos nuestro pulgar hacia abajo suavemente no más de 30 segundos por pie.

Luego de que finalizamos estos toques en los pies, pasamos a la espalda.

• Colocamos al bebé boca abajo, en sentido transversal a las piernas de la mamá.

• Se recorre toda la espalda con las manos, primera una mano y luego la otra, movimientos muy lentos y largos.

• Masajear toda la espalda con círculos con las yemas de los dedos, comenzando en los hombros y finalizando en la parte baja de la columna.

Seguramente con esta serie de toques, el bebé se va a relajar, y podrá descansar tranquilo.

Problemas alimentarios

Si la alimentación es escasa de acuerdo con las necesidades energéticas del niño, esto lo va a manifestar con irritabilidad y llanto; la mamá y el pediatra se darán cuenta de que el bebé no gana el peso adecuado y deberán investigar la frecuencia de las tomas; el tamaño de los agujeros de la tetina muchas veces es muy chico, no pasa bien la leche, el niño se cansa de succionar y abandona la tarea de tomar la leche, luego llora de hambre. También se debe evaluar que el estado general de salud sea normal.

Un aumento de peso inferior a 200 gramos en lactantes menores de cuatro meses es inadecuado.

Un chiquito con poca alimentación va a manifestar:

- Estreñimiento
- Insomnio
- Irritabilidad
- Llanto excesivo

En estos casos no hay masaje que pueda ayudar, el hambre se soluciona comiendo.

Hiperalimentación

El exceso de alimentación lo va a manifestar con llanto y regurgitación excesiva; durante las dos primeras semanas de vida lo va a manifestar con deposiciones líquidas y un aumento de peso excesivo, este peso terminará formando un niño obeso que después será un adulto obeso.

¿Qué es la regurgitación?

La expulsión de pequeñas cantidades de comida durante su ingestión o poco después; no llega a ser un vómito, ya que el vomito vacía el estómago y se suele producir tiempo después de tomar el alimento, lo ideal sería hacer eructar al pequeño más a menudo.

Por lo general los médicos recomiendan:

Mantener al niño semincorporado con una inclinación de 30 grados, para lo cual se levantará la cabecera del colchón unos 15 cm.

Diferencia entre la leche de vaca
y la leche de la mujer

La leche de vaca tiene grandes diferencias con respecto a la de la mujer, aunque la energía que aporta cada una es similar; está demostrado que la leche de vaca no es apta para el bebé.

En la leche de vaca predomina, al tener más proteínas, la caseína. (Representa el 84% de las proteínas lácteas, por lo que está implicado en el mayor número de alergias que produce la leche de vaca).

En la leche de la mujer predomina la lacto albúmina (es una proteína soluble, rica en aminoácidos y fácil de digerir).

La lactosa (azúcar de la leche) está en mucha más cantidad en la leche de la mujer; esta leche aporta tres veces más colesterol que la de la vaca.

También está comprobado que el hierro se asimila en más cantidad por los niños que toman leche del pecho de su mamá.

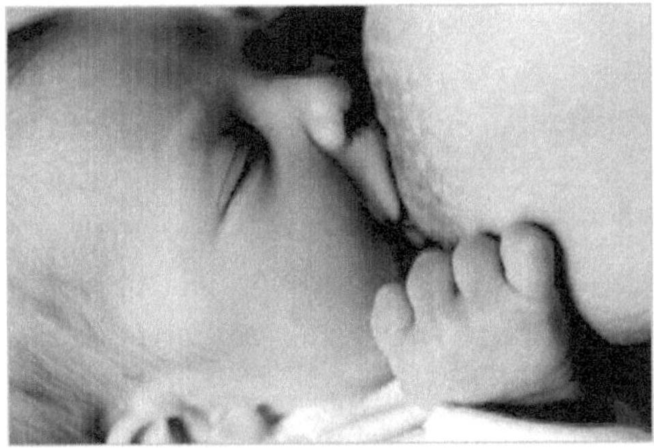

Ayuda reflexológica a la mamá en la lactancia

- Senos / pecho
- Timo
- Linfa del cuello
- Columna
- Glándulas reproductoras

¿Cuánto deben dormir los recién nacidos?

Algunos necesitan más horas de sueño que otros, por ejemplo, los recién nacidos suelen dormir entre 16 y 17 horas diarias, en distintos momentos, que pueden variar entre las 2 y las 6 horas continuas; suelen tener varias siestas y el sueño más prolongado es durante la noche; a los 6 meses suelen dormir de 14 a 15 horas; a partir del año 13 horas que pueden prolongarse este tiempo hasta los 3 años, 5 años entre 11 y 12 horas.

Hay niños que duermen menos horas, es verdad, pero en este caso debemos controlar, por ejemplo, que no tengan dificultad en conciliar el sueño solos, que no se despierten demasiadas veces por la noche, es decir, que no tenga un sueño entrecortado, que no se despierten ante el menor ruido; no es normal que un niño tenga el sueño demasiado superficial, estas características no significan que no sea un niño normal, pero es allí donde debemos prestar atención al comportamiento diario de la familia, los horarios; por ejemplo, las comidas deben ser siempre a la misma hora, los niños desde su primer día de vida asocian comida y sueño, es decir, como y duermo. Los padres deben tener una actitud de seguridad y la seguridad la demuestran sin cambiar todos los días el horario de comer, en qué lugar comer, etc.

Pero si pese a todos los cuidados notamos que nuestro chiquito está inquieto y hemos hecho todos los chequeos médicos y su inquietud continúa, intentaremos con la reflexología podal y quizás logremos tranquilizar y armonizar esta parte de su vida.

Pasos

• La habitación en penumbras, aromatizar con 1 gotita de aceite esencial de lavanda.

• Tomamos uno a uno los deditos de los pies y suavemente los acariciamos como si quisiéramos estirarlos delicadamente.

• Tomamos el costado interno de los pies, primero un pie y luego el otro acariciando suavemente cada costado, esto bastará para que tenga un dormir tranquilo.

Desarrollo psicomotor

El niño va adquiriendo poco a poco una serie de habilidades. Aparece la sonrisa, da el primer paso, dice la primera palabra, este es el aprendizaje que se conoce como desarrollo psicomotor.

- Comienza a sentarse
- Da sus primero pasos
- Desarrolla la visión
- Manipulación de objetos
- Audición
- Primeras palabras
- Relación con las personas que lo rodean

No todo los niños se sientan, caminan y hablan a la misma edad, pero sí aprenden en el mismo orden.

- Se sientan
- Andan
- Corren

Este desarrollo depende de la maduración del cerebro, siendo los primeros años en los que se necesita mayor estimulación.

Los masajes indicados al comienzo son la mejor terapia de estimulación.

¿A qué edad es adecuado que un niño empiece a controlar esfínteres?

Debemos respetar sus tiempos, a veces cerca de los tres años, otros superada esta edad pueden llegar a los 4 años, cuando se levanten con el pañal seco, cuando solitos pidan ir al baño, en ese tiempo el niño ya está capacitado para controlar sus esfínteres.

Muchas veces ha comenzado a controlar, y ante una determinada situación que lo intranquiliza, como empezar el jardín, irse de vacaciones por primera vez, mudanzas, fallecimiento de alguna persona cercana al niño, la llegada de un hermanito, comienza nuevamente a hacerse pis de noche, o en algún momento del día; ante todo mamá y papá deben saber que el niño no se hace pis a propósito, no está poniéndose en contra de mamá y papá, no les está haciendo una maldad. Porque en general esta situación le produce mucha vergüenza.

Hay que tratar de entender qué le sucede, hacer la consulta profesional correspondiente, el pediatra es el que mejor puede guiar esta situación. Seguramente, si hay un problema físico, recomendará un urólogo infantil, y si no existiera un problema orgánico recomendará un psicólogo. Es decir los padres deben tener un médico del niño de suma confianza para poder ser guiados en cada circunstancia que se presente en la vida del chiquito.

Vamos a tener en cuenta:

• Respetar los ritmos propios del desarrollo.
• El niño debe sentirse contenido y querido en todo momento.
• Por lo general tienen primero control de día y luego por la noche.
• Las nenas suelen lograr el control antes que los varones.
• El 90% de los niños controla sus esfínteres entre los 2 y 3 años, no es anormal si llega a los cuatro años.
• Por la noche puede lograr el control definitivo a los 6 años.
• Ante cualquier situación que le produzca un alto grado de estrés, puede haber un retroceso.

Desde la reflexología podemos ayudar de esta manera:

Con relajación.
• Rotación de tobillos (suave).
• Rotación de columna.
• Lado a lado en metatarso, con las dos manos a cada costado del pie, una mano va y otra viene.
• Rotación de los dedos del pie en forma muy suave.

Chupeteo

El chuparse el dedo representa para el niño un retorno inconsciente al placer de la succión y una evasión de la realidad.

Esta costumbre, si se prolonga, puede provocar una hiperqueratosis de la piel de los dedos.

El hábito de succión que presentan los niños pequeños se debe a un reflejo natural que tenemos los seres humanos y que ya está presente en el útero de la madre.

Los pediatras coinciden en que no es motivo de preocupación; según investigaciones que se han realizado está relacionado con la capacidad de supervivencia, la succión está ligada al acto de alimentarse.

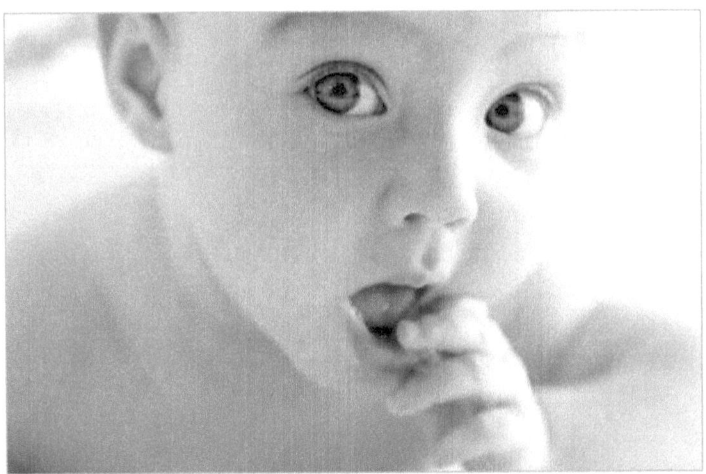

Esta práctica por lo general se manifiesta antes del segundo año de la vida, y no está relacionada con una tensión psíquica profunda.

La prolongación de este hábito puede darse en niños que sufren alguna enfermedad que les causa malestar y tratan de huir psíquicamente a una época de placer, es una forma que tiene el niño de evadirse de una realidad molesta, es decir, les produce una sensación de seguridad y relajación.

Cuando este hábito se prolonga en el tiempo, puede estar relacionado con un ambiente de tensión, un ambiente poco equilibrado y a través del chupeteo de sus dedos buscan el equilibro de su mundo interior.

No debe esforzarse al niño a abandonar el hábito, él solo seguramente lo irá abandonando.

Siempre la consulta con el médico es elemental.

Cómo ayudarlo desde la reflexología:

Relajación completa.
- Rotación de tobillos.
- Retorcimiento de columna.
- Lado a lado en metatarso.
- Caricias en cada uno de los dedos del pie.

El tiempo dependiendo de la edad del chiquito

DEXTRISMO

Con este término se indica el uso preferente de la mano derecha o en general la parte derecha del cuerpo.

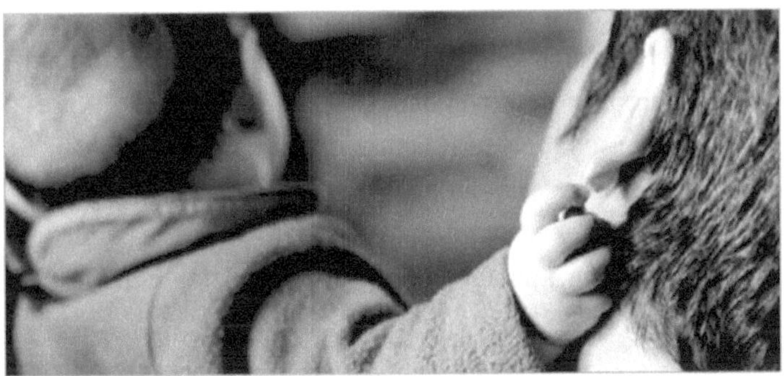

SINISTRISMO (ZURDOS)

Se utiliza la mano izquierda y existe un mejor manejo del lado izquierdo del cuerpo.

AMBIDESTRISMO

No existe preferencia por uno u otro lado, pudiéndose utilizar indistintamente una u otra mano o uno u otro lado del cuerpo.

Cualquiera de estos casos es absolutamente normal.

Lenguaje del niño

El lenguaje del niño se divide en tres períodos:

NACIMIENTO HASTA LOS 10 MESES

El bebé poco a poco localiza los sonidos hasta llegar a reconocerlos. Alrededor de los tres meses modula sonidos de vocales; después de oír hablar a un adulto más tarde presta más atención cuando se le habla, intentando la imitación; a partir de los 6 meses balbucea en la repetición de sonidos (pa - ma - la - ta); el esperado mamá o papá no es más que una repetición de una palabra que es muy constantemente pronunciada en el hogar.

DE LOS 10 A LOS 18 MESES

Ahora si la mamá y el papá tienen sentido para el bebé, los objetos tienen nombre, comienzan a reconocer su propio nombre, y a partir de los 12 meses pueden reconocer una orden si la persona lo manifiesta con un gesto.

18 A 24 MESES

Combinan palabras, las primeras combinaciones parecen telegramas.

Este es el proceso del lenguaje más o menos simplificado.

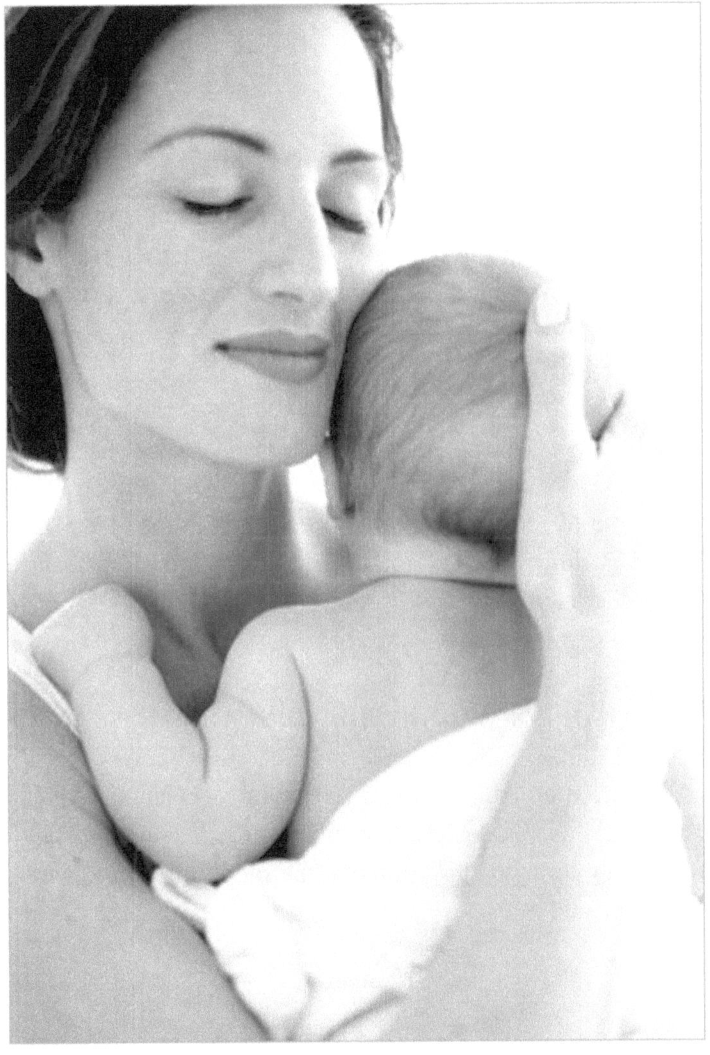

El niño y distintos procesos

NIÑO DE 2 AÑOS

A esta edad el niño comienza a ser independiente en sus movimientos. Pero todavía no tiene noción de lo que puede ser peligroso y dañarlo. El cuidado de la persona a cargo debe ser extremo.

A LOS 3 AÑOS

El niño puede confundir sus sueños con la realidad y esto lo asusta. En este caso tratar de acompañarlo en su cuarto hasta que pueda volver a dormir.

EL NIÑO DE 4 AÑOS Y EL JARDÍN

Es enfrentar una situación nueva sin que mamá, papá o alguno de los abuelos esté presente; esto puede producir una alteración en el comportamiento que modifique la alimentación y el sueño.

Otros problemas en distintas edades

En reflexología estimulamos los puntos reflejos dependiendo de la edad del niño; se calcula que agregamos un minuto por año, es decir que si en el primer año trabajamos un minuto por pie, en el segundo trabajaremos 2 y así iremos aumentando a medida que cumple años hasta llegar a los doce minutos con los 12 años; a partir de los 13 comenzamos a trabajar como se trabaja en los adultos, tal vez con menos presión y no llegamos nunca a los 20 minutos por pie, hasta por lo menos cumplir los 16 años.

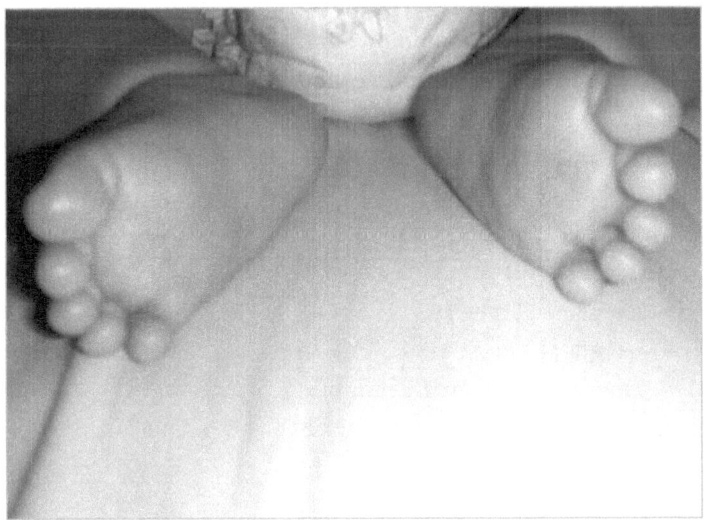

DISTINTOS PROBLEMAS DE SALUD

Alergias

La alergia es una respuesta de defensa exagerada del organismo cuando entra en contacto con determinadas sustancias, que el cuerpo identifica como agresivas; a estas sustancias capaces de provocar una reacción alérgica se las conoce con el nombre de alergenos.

La especialidad médica que estudia las enfermedades relacionadas con procesos alérgicos es la alergología; está muy relacionada con la inmunología, la dermatología y la neumología, puesto que en los procesos alérgicos interviene el sistema inmunitario y sus manifestaciones aparecen en la piel y en el aparato respiratorio.

Tipos de alergia:

- Alergia a alimentos
- Alergia al polen
- Alergia a los ácaros del polvo
- Alergia a la picadura de ciertos insectos (abejas, etc.)
- Alergia a los animales

Se pueden manifestar como:
- Urticaria
- Dificultades respiratorias
- Goteo nasal
- Aumento del lagrimeo
- Cólicos estomacales
- Dolor de cabeza
- Eccema
- Asma, etc.

Puntos para trabajar con reflexología:

TIROIDES / PARATIROIDES

En la base del dedo zona I planta y dorso.

PULMONES

Zona de metatarso (colchón metatarsiano) desde base de dedos hacia la línea que separa el colchón metatarsiano de la bóveda plantar, la fricción realizarla entre metatarsianos.

BRONQUIOS / CANALES LINFÁTICOS

En el dorso del pie, entre el metatarso y la bóveda plantar entre metatarsianos de la zona I a la V.

TIMO

Primer metatarsiano sobre línea de metatarso y bóveda plantar.

SUPRARRENAL

Zona I entre metatarso y línea de cintura parte medial o interna del pie.

RIÑONES

En la mitad de la bóveda plantar en zona III.

URÉTERES

Entre línea de cintura y línea de talón en la parte medial o interna del pie.

VEJIGA

Parte mediana justo encima de la línea de talón.

Amigdalitis

Cuando decimos que un niño tiene anginas, estamos diciendo que tiene amigdalitis; las causas más comunes son por virus o bacterias; en los niños menores de 2 años por lo general se debe a virus; en los niños de más de 2 años, por lo general es por bacterias.

Cuando la amigdalitis es purulenta es muy común en los mayores de 3 años y en edad escolar, al estar en contacto con otros niños el contagio es más común.

Las amígdalas tienen una función defensiva para el cuerpo y son muy importantes en los primeros tres años de vida, es como una estación de control del organismo, que no permite el paso de agentes dañinos más allá de la garganta; estos microbios son atrapados en este tejido linfoide (significa que pertenece al sistema inmunológico), se inflaman, aumentan su tamaño y esto produce dolor, esta es la forma que tiene este tejido de destruir la bacteria que pretende entrar en el organismo, hasta los 9 ó 10 años las amígdalas crecen y luego su tamaño va disminuyendo gradualmente hasta llegar a la atrofia.

Síntomas:

- Ganglios en el cuello, que duelen
- Fiebre súbita y elevada
- Dolor intenso al tragar

- Puede haber dolor abdominal
- Puede haber vómitos

No debemos actuar con ningún tipo de masajes; primero la consulta médica, el diagnóstico, una vez que nuestro médico nos informó, de cómo actuar, pasadas las 48 ó 72 horas, si la infección ha bajado podemos actuar desde los pies con leves y rápidos toques.

Es importante la consulta médica, para que no existan complicaciones posteriores como:
- Enfermedades reumáticas
- Otitis
- Sinusitis, etc.

Reflexología para la inflamación de las amígdalas.

- Leves fricciones en los dedos de los pies.
- Zona de garganta en la unión del dedo I con el metatarso.
- Zona de laringe en el primer metatarsiano.
- En el dorso del pie canales linfáticos.
- En el pie izquierdo únicamente, debajo del metatarso en zona IV y V bazo.

Repito, primero, la consulta con el pediatra.

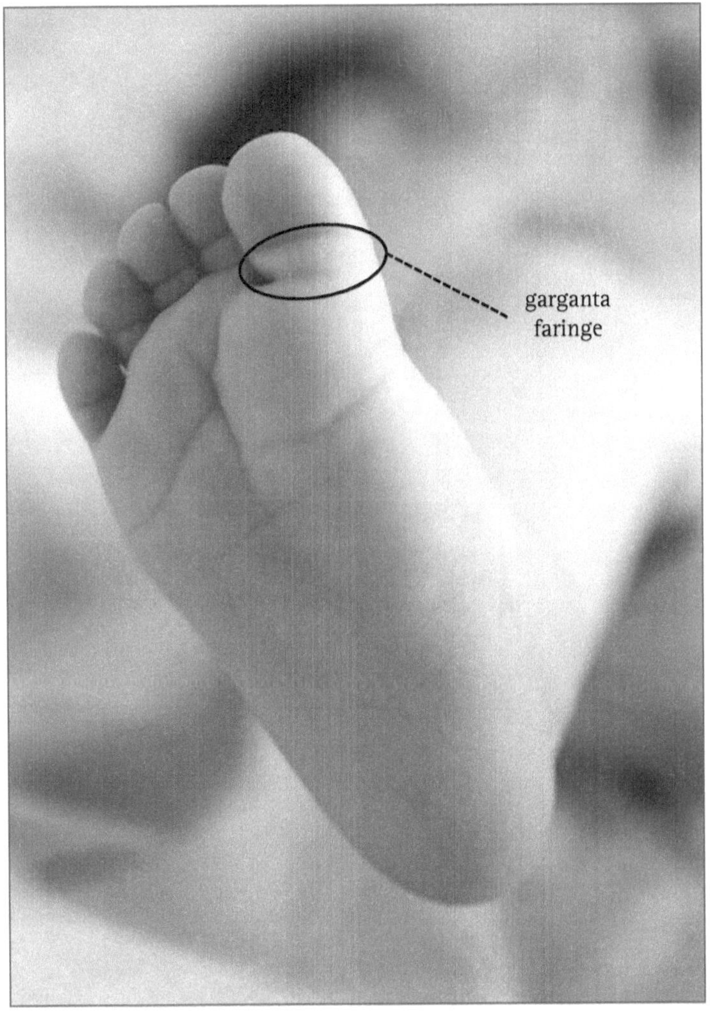
garganta
faringe

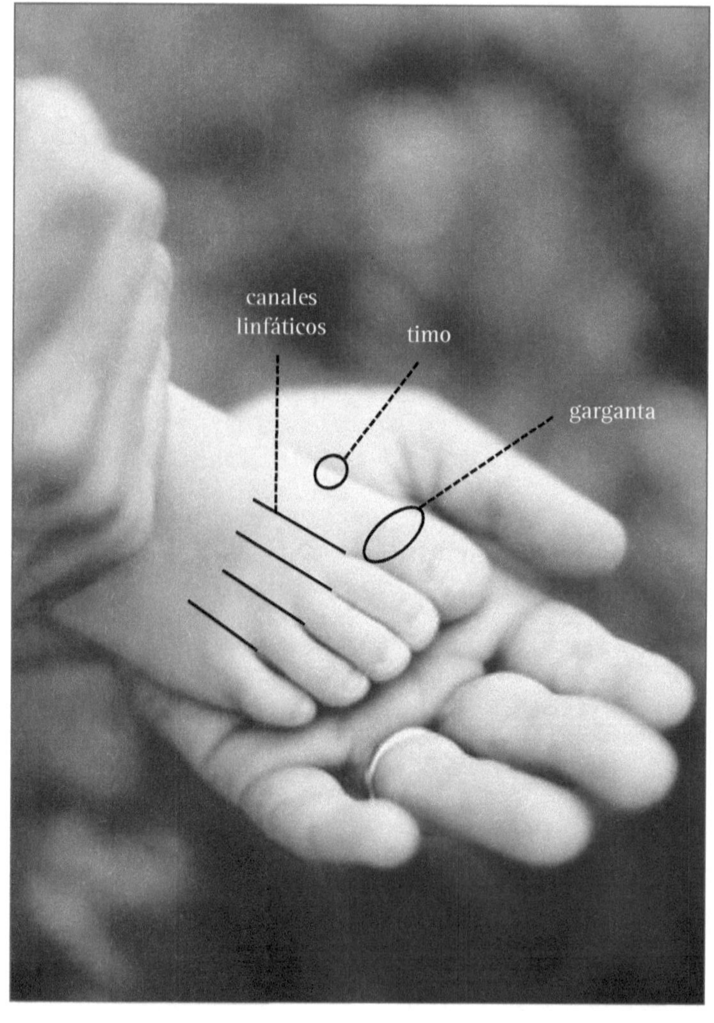

canales
linfáticos
timo
garganta

Dolor de los dientes

De los 4 a los 6 meses, si aparece fiebre, está irritado, quiere morder lo que encuentra. Seguro "le va a salir un diente".

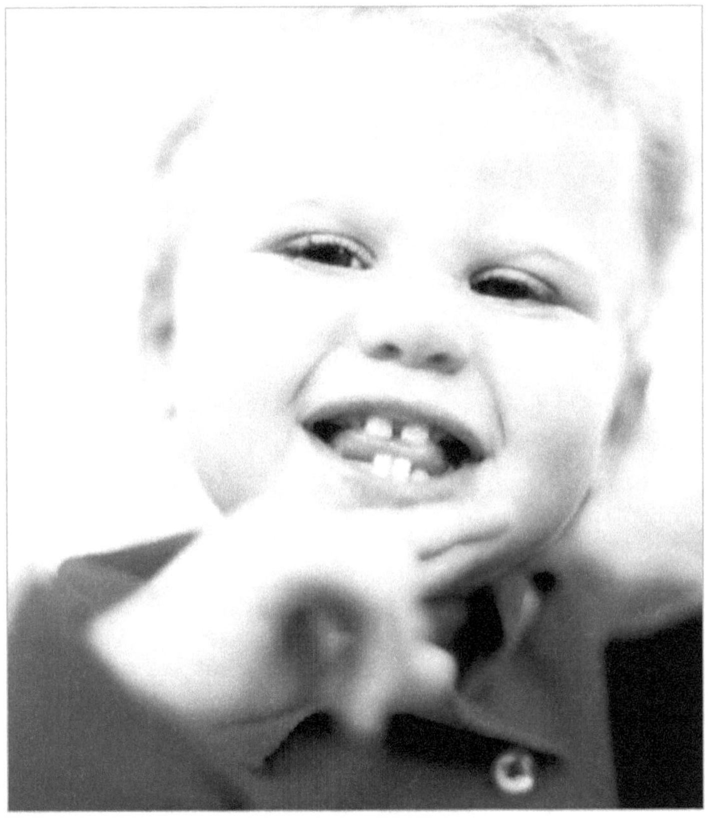

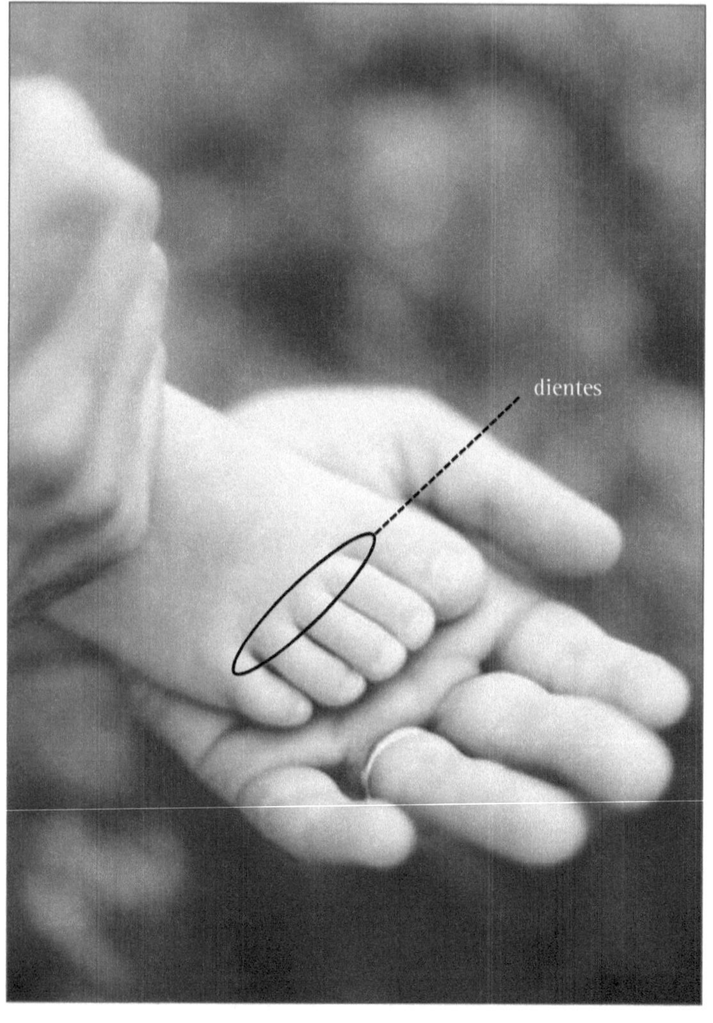
dientes

En realidad no se sabe cuándo va a empezar ni cuánto va a durar, no hay un informe medico que asegure nada de estos tiempos; por lo general, comienza a los 6 meses, hay casos que a los tres meses ya tienen un dientito y en otros recién comienzan al año.

Los especialistas de los centros para el control y la prevención de las enfermedades, recomiendan para esta etapa limpiar los dientes todos los días apenas aparezca el primero, con una gasita limpia y húmeda; cuando salen más dientes con un cepillito de cerdas blando, y recién a partir de los 2 años con pasta dental.

Las semanas previas a la salida de los dientes el bebé siente muchas molestias, seguramente su pediatra va a indicar la mejor manera de aliviar el dolor, los médicos suelen aconsejar un analgésico para tomar o local. Y que se le ofrezca una mordedera para que la presión que haga en las encías ayude a aliviarle el dolor.

Desde la reflexología podemos ayudar de la siguiente manera:

• Masajeamos suavemente cada dedo de los pies. No más de 1 a 2 minutos por pie.

Dolor de oídos

¿Cómo funciona el oído?

El oído funciona recibiendo ondas de sonido y mandando mensajes al cerebro.

El oído externo incluye la parte del oído que podemos ver y el canal auditivo.

Las ondas de sonido atraviesan el canal auditivo y cuando pegan en el tímpano hacen que este vibre; la vibración del tímpano hace que los pequeños huesitos dentro del oído se muevan; este movimiento manda las ondas de sonido dentro del oído interno.

Dolor

Un resfrío o una alergia pueden producir la obstrucción de la Trompa de Eustaquio, debido a una inflamación o a la acumulación de secreciones; en los niños pequeños este conducto es pequeño y más horizontal, la trompa de Eustaquio se cierra y no permite un buen drenaje desde el oído medio y el líquido se acumula, esto provoca dolor.

Puede incluir fiebre, dolor, irritabilidad; este malestar aumenta el llanto del niño.

Este síntoma merece la consulta al médico lo antes posible.

Mientras llega el médico podemos aliviar el dolor con:

• Compresas de agua fría en el oído externo durante 20 minutos.

Es bueno que el descanso sea en posición vertical, puede ayudar a reducir la presión en el oído medio.

¿Por qué motivo se puede dar este dolor de oído a nivel holistico?:

Los oídos están relacionados con la obediencia, tienen mucho que ver con captar al otro, prestar atención, escuchar. También, a través del escuchar, un niño debe obedecer, y no es muy fácil taparse los oídos, porque mamá y papá nos van a retirar las manos de los oídos, pero si no se quiere obedecer el niño hace oídos sordos, y precisamente los dolores de oídos con otitis se dan con mayor frecuencia en la edad en que deben aprender a obedecer; otra causa de dolor es la discusión entre los padres, algo que al bebé o al niño, lo asusta, que mamá y papá peleen, no lo soporta, no quiere escuchar. Le duele escuchar, sea lo que debe obedecer o lo que mamá y papá se dicen.

¿Qué ofrece la reflexología para el alivio del dolor?:

• Trabajar todos los dedos de los pies, uno por uno, con suaves masajes, fundamentalmente dedos 4 y 5.
• Trabajar zona de garganta, en la base del dedo gordo.
• Canales linfáticos entre metatarsianos.
• Riñón en la planta del pie entre zona II y III.
• Vejiga entre línea de cintura y línea de talón.
• Columna vertebral. En la parte interna del pie del maléalo hasta la base de la uña.

Los padres pueden trabajar estas zonas luego de la consulta médica, para que la recuperación sea mucho más rápida.

Qué características podemos encontrar en los pies:

• Dedos rojos
• Sensibles a la presión

Y tener en cuenta:
Que antes del año no debemos trabajar más que un minuto por pie.

Si no se dejara tocar los pies, tenemos la opción de las manos, en la misma forma dedo por dedo, e igual sectores de los demás órganos.

Problemas respiratorios

Crup

El crup es una infección vírica, contagiosa, de los conductos respiratorios superiores e inferiores, que causa dificultad para respirar.

Afecta a niños de entre 6 meses y 3 años de edad.

El crup habitualmente empieza con síntomas muy parecidos al de un resfrío común.

Se inflama la membrana que recubre los conductos respiratorios, estos conductos se estrechan y resulta difícil respirar; una tos fuerte, ronquera y la dificultad respiratoria suelen presentarse por la noche.

La dificultad para respirar despierta al niño.

La respiración es acelerada y profunda y por lo general presenta fiebre, la enfermedad dura habitualmente entre tres y cuatro días, mejora de día y empeora de noche.

El médico dará el tratamiento correspondiente.

Con reflexología podemos ayudar de la siguiente manera:

PULMONES

Se encuentran en la base del colchón metatarsiano.

PULMONES

En el colchón metatarsiano.

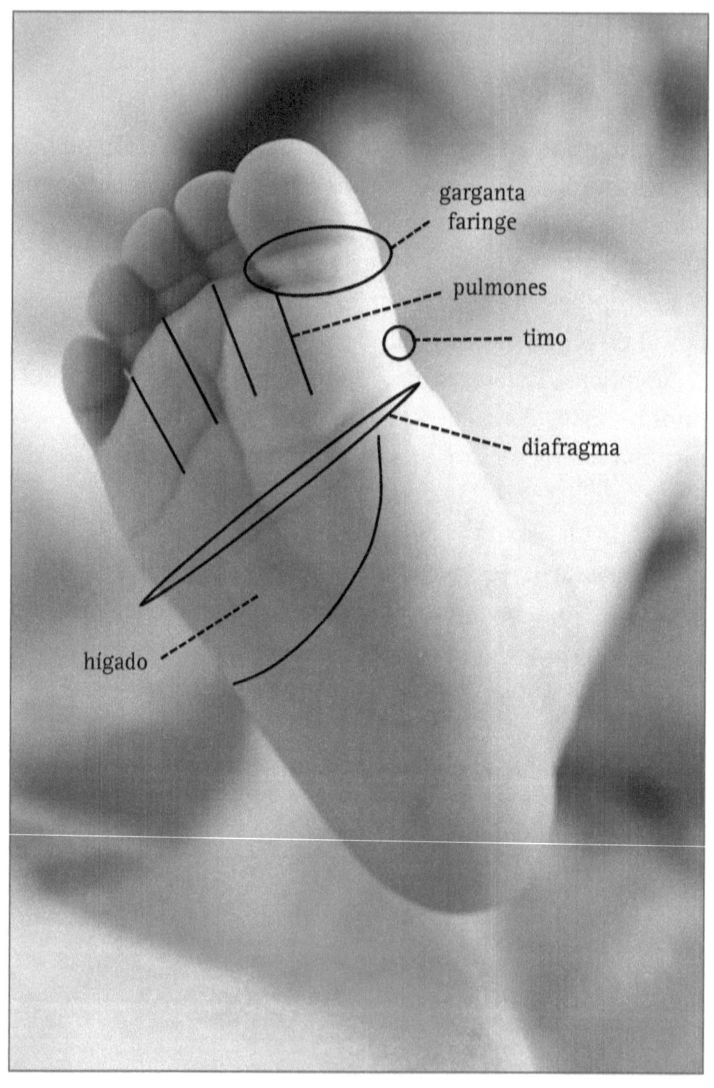
garganta
faringe
pulmones
timo
diafragma
hígado

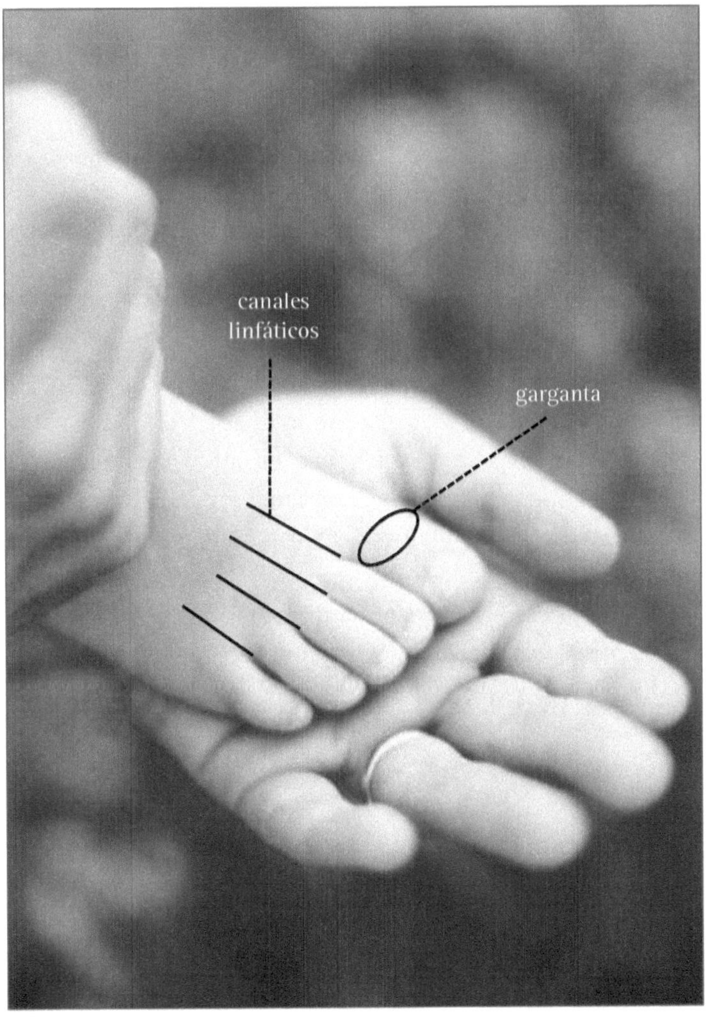
canales
linfáticos
garganta

COLUMNA VERTEBRAL

En la zona medial o interna de cada pie, desde el tobillo hasta la base de la uña.

TODOS LOS DEDOS

Es bueno recordar que siempre se trabaja en los dos pies de la misma manera.

Bronquiolitis

Varios virus pueden cuasar bronquiolitis.

Suele manifestarse en epidemias, en niños menores de 18 meses y con mayor frecuencia en menores de 6 meses.

Las estadísticas hablan que de cada 100 niños 11 tienen bronquiolitis.

Comienza con una repentina dificultad respiratoria, especialmente al espirar, tos seca, respiración rápida, frecuencia cardíaca acelerada, el niño suele tener sueño y fiebre.

Es urgente la visita al médico pues la enfermedad es importante.

Tratamiento de reflexología:

• Igual que con el crup.

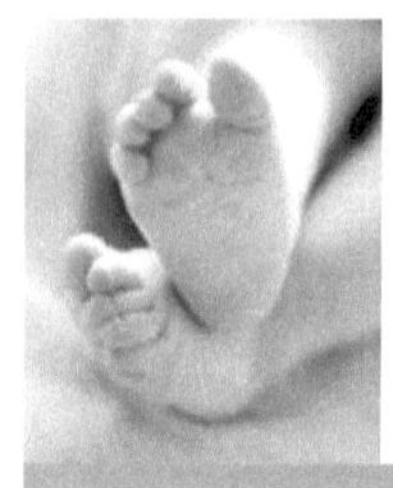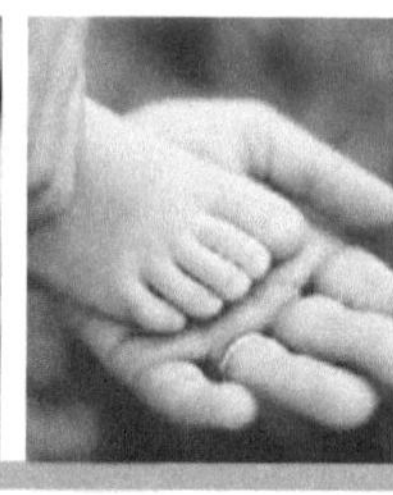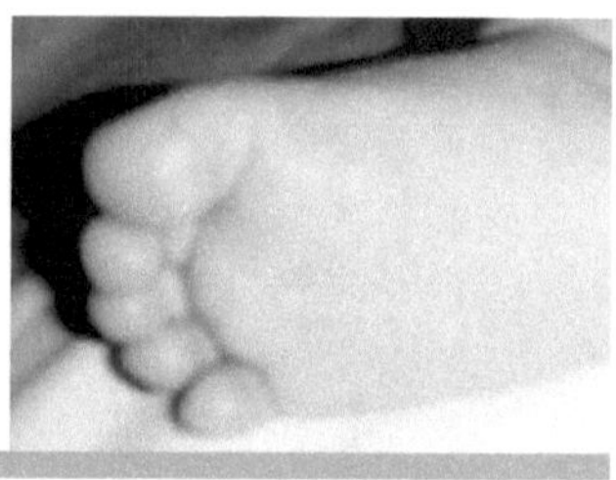

Capítulo 5

CALENDARIO DE VACUNACIÓN DE LA REPÚBLICA ARGENTINA

Capítulo 5

CALENDARIO DE VACUNACIÓN

REPÚBLICA ARGENTINA

Recién nacido

- Primera dosis BCG
- Primera dosis hepatitis B (HB)

2 meses

- Segunda dosis hepatitis B (HB)
- Primera dosis cuádruple (DPT - Hib)
- Primera dosis Sabin (OPV)

4 meses

- Segunda dosis cuádruple (DTP - Hib)
- Segunda dosis Sabin (OPV)

6 meses

- Tercera dosis hepatitis B (HB)
- Tercera dosis cuádruple (DTP - Hib)
- Tercera dosis Sabin (OPV)

12 meses

- Primera dosis Hepatitis A (HA)
- Primera dosis Triple Viral (SRP)

18 meses

- Cuarta dosis de cuádruple (DTP - Hib)
- Cuarta dosis Sabin (OPV)

6 años

- Refuerzo Sabin (OPV)
- Refuerzo triple bacteriana (DTP)
- Segunda dosis Triple Viral (SRP)

11 años

- Iniciar o completar esquema (3 dosis) hepatitis B (HB)
- Refuerzo Triple Viral (SRP)

16 años

- Refuerzo doble bacteriana (Dt)

Cada 10 años

- Refuerzo doble bacteriana (Dt)

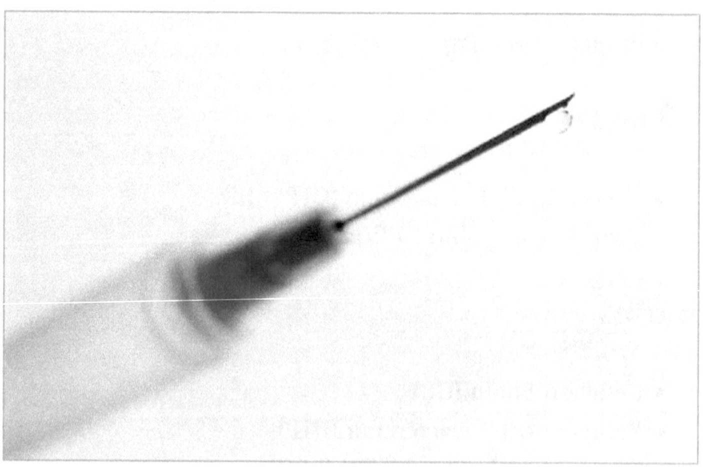

Vacuna antihepatitis B

Esta vacuna protege contra la hepatitis B, una enfermedad infecciosa que causa inflamación en el hígado, y es importante evitarla, ya que puede evolucionar a enfermedades crónicas a largo plazo como cirrosis o cáncer de hígado; la vacuna es segura y eficaz y existe la posibilidad de administrarla combinada con la vacuna antihepatitis A.

Antihepatitis A

Protege contra la hepatitis A, una enfermedad infecto contagiosa que produce inflamación en el hígado; esta enfermedad en ocasiones puede ser muy grave, fue incorporada recientemente al calendario nacional en función del gran aumento de casos en los últimos años, se puede aplicar combinada con antihepatitis B.

Vacuna antipoliomielítica oral

Esta vacuna es muy eficaz y provee larga protección.

Vacuna triple viral

Protege contra sarampión, paperas y rubéola.

Vacuna DPT triplebacteriana

Protege contra difteria, tos convulsa, tétanos.

¿Qué es la enfermedad sexta eruptiva?

Es una enfermedad viral sin complicaciones, el niño tiene fiebre y al segundo o tercer día se brota; se debe consultar con el pediatra, es una enfermedad que se contagia en el período de fiebre y previo a ésta, cuando se brota el contagio dura las primeras 24 horas.

Accidentes en casa (Unicef Argentina)

Los espacios de mayor riesgo son el patio y la cocina, en estos lugares los niños están expuestos a elementos cortantes, tóxicos y fuentes de calor.

Guardar todos los elementos con los cuales el niño se pueda dañar, es conveniente que la mamá o la persona a cargo, sea meticulosa y revise varias veces si pueden existir peligros, por ejemplo, algún medicamento, tijeras, agujas, insecticidas, cuchillos, botellas, etc.

Informes de salud
Consumer.es.eroski
17-01-08

Desnutrición

Un tercio de las muertes de niños menores de cinco años en el mundo y un 11% del total de enfermedades se deben a la mal nutrición que sufren tanto madres como hijos.

Según *The lancet* que ha iniciado una serie de reportajes especiales dedicados a este tema la nutrición es un aspecto totalmente "desatendido" de la salud maternal, neonatal y del niño en muchos países en vías de desarrollo.

Hay un período clave en la alimentación que va desde el embarazo hasta que el niño cumple 2 años, una mal nutrición en este tiempo puede causar daños irreparables, para el desarrollo del menor, como crecimiento limitado o atrofia.

Principales indicadores de una alimentación deficiente:

- Bajo peso para una altura determinada
- Talla pequeña para la edad

Estos factores provocan 2.100.000 de muertes anuales.

El 80% de los niños desnutridos viven en 20 países de Asia, África y Latinoamérica.

Para prevenir la mal nutrición en estos países, se debe asesorar a las madres,, sobre la importancia de dar el pecho a los bebes y administrarles suplementos de vitamina A y Zinc. Si este suplemento es necesario el médico lo indicará.

Informe anual de Unicef sobre el estado mundial de la infancia 2008

Publicado por el diario *Clarín*,
martes 22 de enero de 2008
Georgina Elustondo

En el capítulo de Unicef sobre Argentina, en su informe anual, en el aó 2006, casi 9000 chicos fallecieron antes de cumplir 1 año. Infecciones respiratorias y bajo peso son las principales causas de muerte en esa franja. Pero también se resalta el nivel de instrucción de la madre y la falta de información en la familia y en la comunidad, sobre temas vinculados a la prevención y el cuidado de la salud. La información pasa por identificar qué vacunas hay que aplicar al hijo o llevarlo al médico ante determinados síntomas.

Según el informe del Ministerio de Salud, la tasa de mortalidad infantil es de 12,9 niños por cada mil nacidos vivos. Mientras que en Capital Federal mueren 8 chicos cada mil antes de cumplir un año, en Formosa y Chaco la cantidad asciende a 24 y 18 respectivamente.

En el año 2006 murieron por causas relacionadas con el embarazo, el parto o el período de puerperio 333 mujeres; en el país mueren más mujeres de entre 25 y 34 años por causas vinculadas al embarazo que por sida.

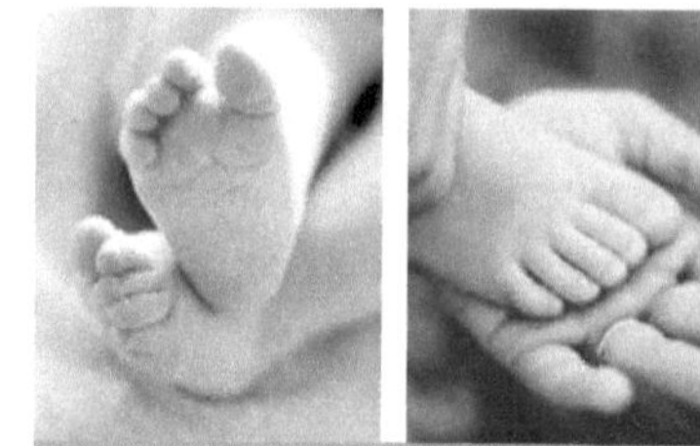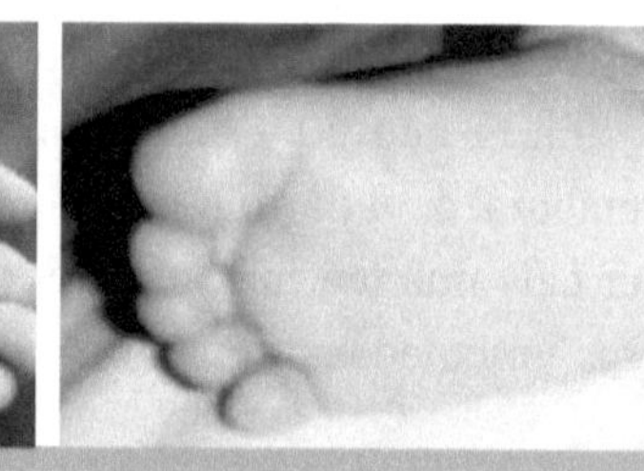

Capítulo 6
REFLEXIONES FINALES

Capítulo 6

REFLEXIONES FINALES

Padres malos

Dr. Carlos Heckthever, Médico Psiquiatra

• Un día cuando mis hijos estén lo suficientemente crecidos, para entender la lógica que motiva a los padres y madres, yo habré de decirles:

• Los amé lo suficiente como para haberles preguntado a dónde iban, con quién iban y a qué hora regresarían.

• Los amé lo suficiente para no haberme quedado callado y para hacerles saber, aunque no les gustara, que aquel nuevo amigo no era buena compañía.

• Los amé lo suficiente para hacerles pagar las golosinas que tomaron del supermercado o las revistas del expendio, y hacerles decir al dueño: "nosotros nos llevamos esto ayer y queremos pagarlo".

• Los amé lo suficiente como para haber permanecido de pie dos horas junto a ustedes, mientras limpiaban su cuarto, tarea que yo habría hecho en 15 minutos.

• Los amé lo suficiente para dejarles ver el amor que sentía por ustedes, la decepción y también las lágrimas de mis ojos.

• Los amé lo suficiente para dejarlos asumir la responsabilidad de sus acciones, aún cuando las penalidades eran tan duras que me partían el corazón.

• Ante todo los amé lo suficiente para decirles NO, cuando sabía que ustedes podrían odiarme por eso y en algunos momentos sé que me odiaron.

• Esas eran las batallas más difíciles de todas, estoy contento, vencí... porque al final ustedes ganaron también.

• Y cualquiera de estos días, cuando mis nietos hayan crecido lo suficiente para entender la lógica que motiva a los padres y madres cuando ellos le pregunten si sus padres eran malos, mis hijos les dirán:

Sí, nuestros padres eran malos, eran los padres más malos del mundo... los otros chicos comían golosinas en el desayuno y nosotros teníamos que comer cereales, huevos y tostadas; los otros chicos bebían gaseosas y comían papas fritas y helados en el almuerzo y nosotros teníamos que comer arroz, carne, verduras y frutas.

• Mis padres tenían que saber quiénes eran nuestros amigos y qué hacíamos con ellos.

• Insistían en que les dijéramos con quién íbamos a salir, aunque demorábamos apenas una hora o menos. Ellos insistían siempre para que dijéramos la verdad y nada más que la verdad. Y cuando éramos adolescentes, no sé cómo, hasta conseguían leernos el pensamiento.

Nuestra vida sí que era pesada

• Ellos no permitían que nuestros amigos nos tocaran el claxon para que saliéramos, tenían que bajar, tocar la puerta y entrar para que ellos los conocieran.

• A los 12 años todos podían volver tarde por la noche, nosotros tuvimos que esperar hasta los 16 años para poder hacerlo, y aquellos pesados se levantaban para saber si la fiesta había estado buena (sólo para ver en qué estado nos encontrábamos al volver).

• Por culpa de nuestros padres, nos perdimos numerosas experiencias en la adolescencia, ninguno de nosotros estuvo envuelto en problemas de drogas, robos, actos de vandalismo, violación de propiedad, ni estuvimos presos por ningún crimen.

Todo fue culpa de ellos

Ahora que somos adultos, honestos y educados estamos haciendo lo mejor para ser "padres malos" como fueron nuestros padres.

Yo creo que este es uno de los males del mundo de hoy.

"NO HAY SUFICIENTES PADRES MALOS"

"Aquellos que ya son padres que no se culpen y aquellos que lo serán, que esto les sirva como una alerta".

Les deseo lo mejor en este camino de aprendizaje, que Dios los guíe para formar hombres y mujeres que puedan transformar una sociedad violenta, en una sociedad de paz. De los padres dependen los hombres del mañana.

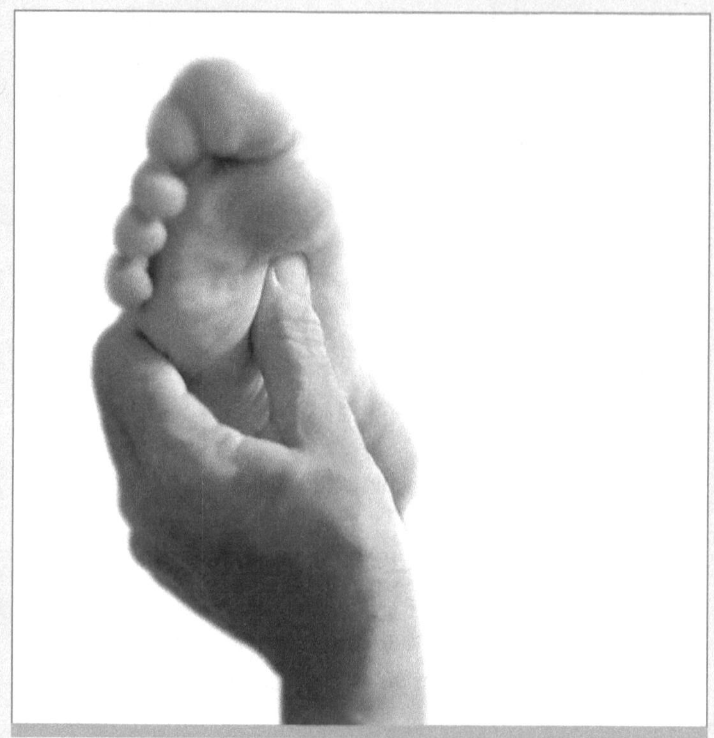

Dossier especial

BREVE INTRODUCCIÓN A LA REFLEXOLOGÍA PARA ADULTOS

107

BREVE INTRODUCCIÓN A LA REFLEXOLOGÍA PARA ADULTOS

Clasificación de la reflexología

La reflexología moderna ha sido clasificada dependiendo del sitio en donde se estudien o traten las zonas reflejas.

Las zonas reflejas del cuerpo necesariamente difieren de las encontradas en los pies.

Podemos encontrar algunos puntos reflejos a lo largo de todo el cuerpo, que corresponden a diferentes órganos y glándulas. Estos puntos situados a lo largo del cuerpo, en ocasiones son más difíciles de localizar, lo que dificulta la aplicación correcta de la técnica.

Dentro de la reflexología podemos encontrar la siguiente clasificación:

IRIDIOLOGÍA

El iris de los ojos refleja la salud o los desequilibrios de nuestro organismo. El cuerpo humano tiene delicados filamentos nerviosos. Todos estos filamentos que vienen desde cada órgano, se conectan con el cerebro, y del cerebro van al iris. Con esto entendemos que todo lo que ocurre en distintas zonas de nuestro cuerpo, se refleja en el ojo. No hay glándula, víscera u órgano que no se refleje en el iris. Si se mira el iris con una lupa vamos a observar líneas, sombras, relieves, color, etc. Y esto dará un claro panorama de las afecciones que sufre el paciente. La iridiología es muy utilizada como técnica de diagnostico, como en si misma a través del ojo no se puede hacer tratamiento, los especialistas en está técnica reflexológica suelen estudiar otras especialidades de la medicina complementaria para poder tratar al paciente, en muchos casos la especialidad que eligen es la Naturopatia.

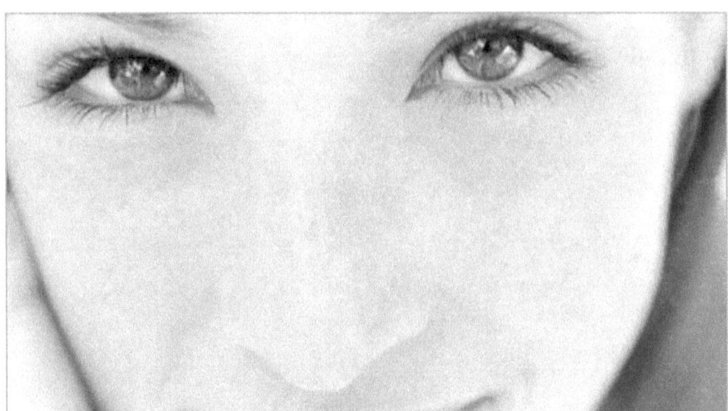

REFLEXOLOGÍA PODAL

En los pies encontramos los reflejos de todos los órganos del cuerpo, localizados como un perfecto mapa del organismo en nuestros pies. Este método de reflexología es el mas utilizado y desde mi particular punto de vista el más certero. En los pies encontramos alrededor de 7000 puntos reflejos y la reflexología podal no sólo logra armonizar el organismo sino que permite un equilibrio a nivel emocional. Y tienen un lenguaje, que el reflexólogo holístico sabe descifrar. Los pies hablan, la manera en que caminamos, nuestras durezas, dolores, lunares, verrugas, callosidades, le son de gran ayuda al reflexólogo para entender que le esta sucediendo al paciente. Hay una lectura de pies y de cuerpo, y entender qué nos dicen los síntomas es todo un trabajo que el reflexólogo holístico pone a los pies de su paciente. No se trata de realizar una mancia, sino simplemente comprobar que lo que dice el paciente y lo que cuenta el pie coincide y de esta forma se encara el tratamiento de una manera más eficaz.

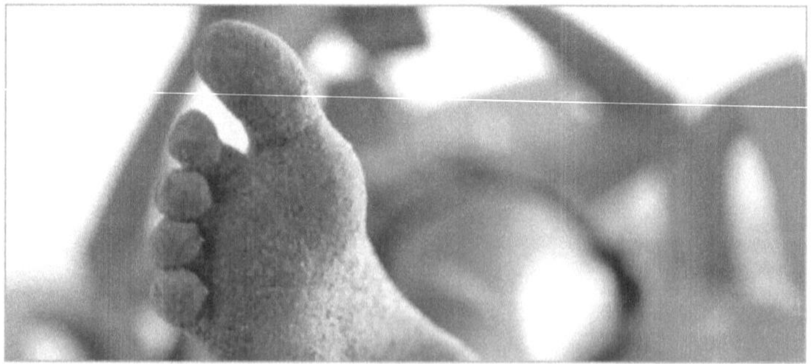

REFLEXOLOGÍA AURICULAR

Es la teoria de reflexología aplicada al pabellón de la oreja, es un método que generalmente utilizan mucho los acupunturistas, sobre todo cuando realizan tratamientos prolongados, ya que pueden ubicar elementos en el pabellón de la oreja para que actúen sobre el organismo. Por ejemplo, agujas, imanes, etc., que en otra parte del cuerpo seria molesto llevar.

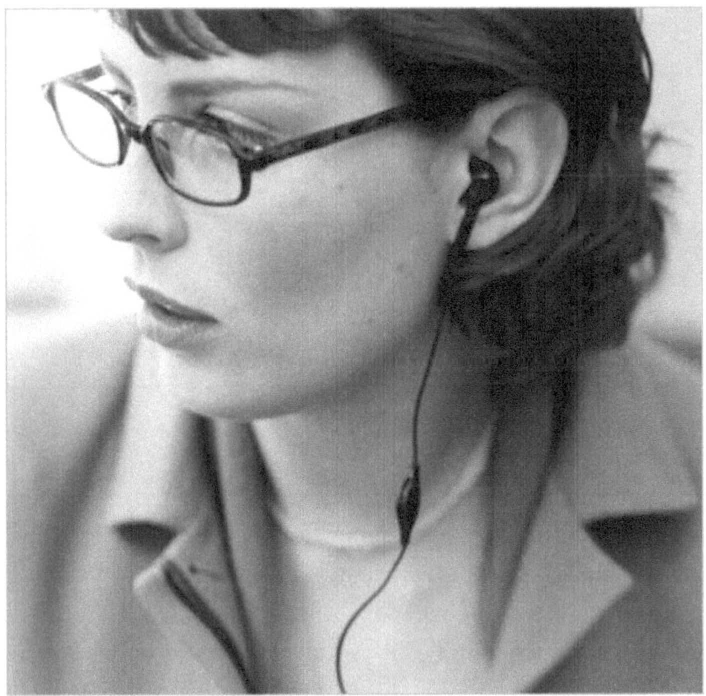

REFLEXOLOGÍA DEL CUERO CABELLUDO

En la cabeza existen gran número de zonas reflejas que conectan con distintos órganos y estructuras corporales.

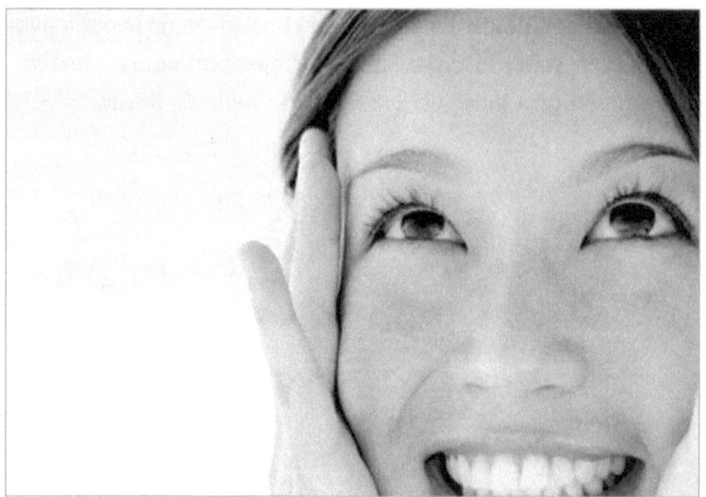

REFLEXOLOGÍA FACIAL

Las zonas reflejas del rostro son terminaciones del sistema nervioso central que se comunican con los órganos internos, las glándulas, el aparato circulatorio y linfático y con canales energéticos llamados meridianos por la Medicina Tradicional China. La reflexología facial es utilizada para problemas ner-

viosos, enfermedades sicosomáticas, muy efectiva en niños
con problemas de discapacidad, con síndrome de Dawn, autis-
tas, y da excelentes resultados en niños con problemas de
coordinación motora y dislexia. Actúa muy bien en alergias,
dolores de cabeza, úlceras, gastritis, etc.

Y el rostro también tiene una lectura, habla por si mismo,
podemos encontrar las marcas de una personalidad, a través
de la forma de nuestra nariz, de la boca o del óvalo de la cara
o mediante la expresión del rostro. Delata nuestra forma de
enfrentarnos con la vida, como nos ven los demás, ya que
nuestro rostro es nuestra carta de presentación.

REFLEXOLOGÍA DE DEDOS Y UÑAS

Este es un método utilizado en un tipo de medicina oriental llamado SU JOK. En dicho método se utilizan imanes o
vegetales aplicados en áreas especificas, con el fin de conse-
guir estimulación en zonas reflejas localizadas en los dedos y
las uñas.

REFLEXOLOGÍA DEL ABDOMEN

Este sistema es muy popular en China y Japón y está basado en el mismo principio de todas las clasificaciones anteriores. Para trabajar con los reflejos del abdomen, una prueba

general consiste en aplicar una presión ligera sobre la parte superior del ombligo, estando el paciente acostado boca arriba. Esta presión puede aplicarse con el dedo medio. La presencia de un pulso o un latido indica la existencia de un problema en el área. En este caso mantenemos la presión entre 5 y 7 segundos, soltando en forma suave, y se realiza alrededor del ombligo círculos con las dos manos en el sentido de las agujas del reloj. El mismo procedimiento se puede realizar en distintas partes del abdomen, en el caso de que el paciente sienta dolor en los puntos, la presión que nunca debe ser excesiva, provocara un efecto sedante.

REFLEXOLOGÍA DE LA MANO

Las manos tienen el beneficio de que se pueden realizar las maniobras en cualquier momento y cualquier lugar, y hacer una autotratamiento sin inconvenientes. Por supuesto que esto realizado en un lugar especial, con música adecuada, luces acorde con el momento de relajación, y, que sea un terapeuta especializado el encargado de realizar las maniobras el efecto será sumamente sedativo, calmante y armonizador, pero también tiene de práctico que se puede llevar a cabo en un impas del trabajo aprendiendo bien las técnicas y lo que queremos lograr. En las manos la localización de los puntos no es tan efectiva como en los pies, la distribución de los puntos reflejos es menor, y la sensibilidad de la mano también es menor que en el pie. Los pies están más protegidos del contacto exterior, y esto hace que mantengan mayor sensibilidad en sus puntos reflejos. En los casos en que el paciente sufra de algún tipo de inconveniente para trabajar en sus pies, las manos son una excelente alternativa. Y también en las manos podemos leer qué sucede con el paciente, qué temperamento tiene, cómo expresa su voluntad, cómo se comporta socialmente. La forma de las manos, la punta de los dedos proporcionan información sobre la persona que estamos tratando. Por ejemplo: las puntas redondas denotan una disposición bien equilibrada. Suelen ser personas adaptables a los cambios de su vida y no se niegan a las nuevas ideas.

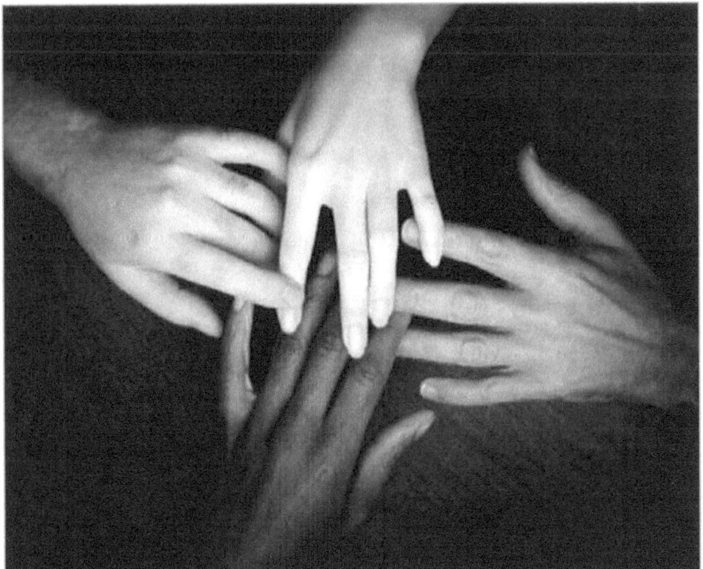

REFLEXOLOGÍA EN LA PIEL

Al igual que en los pies y las manos, en la piel de casi todo el cuerpo están localizadas una inmensa cantidad de áreas reflejas. Estas áreas tienen su mayor aplicación en el sistema de curación de origen oriental, llamado acupuntura. De este sistema se desprenden ciertos métodos utilizados popularmente tales como digito puntura o digito presión.

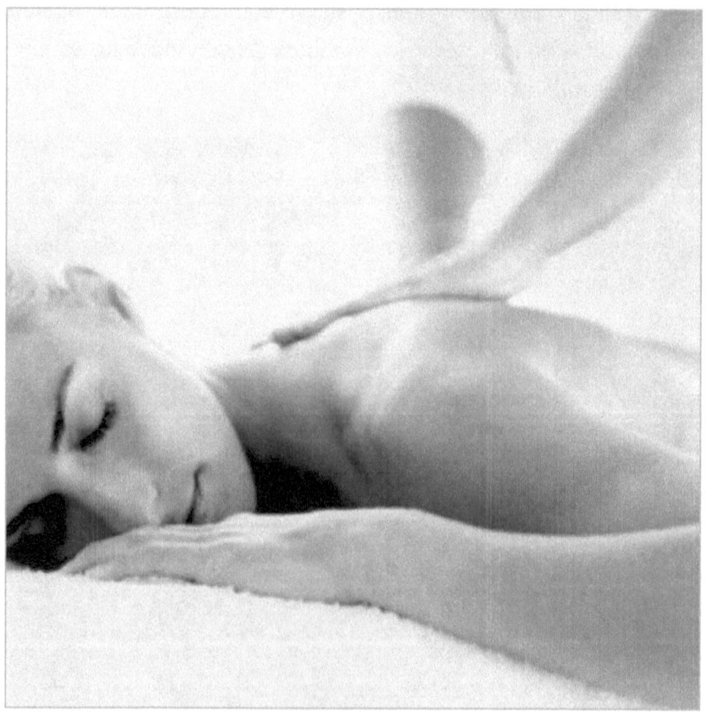

REFLEXOLOGÍA DEL PECHO

Los puntos reflejos localizados en el pecho principalmente están relacionados con órganos del cuerpo. La misma técnica de masaje del abdomen puede ser aplicada a los puntos reflejos del pecho. Sin embargo, cabe destacar que como la mayoría de estos puntos se encuentran descansando sobre huesos y músculos, la aplicación de una presión profunda no podrá tener la misma intensidad que en el abdomen. Realizar una presión sobre los puntos blandos y seguir con un masaje circular producirá también efectos de alivio.

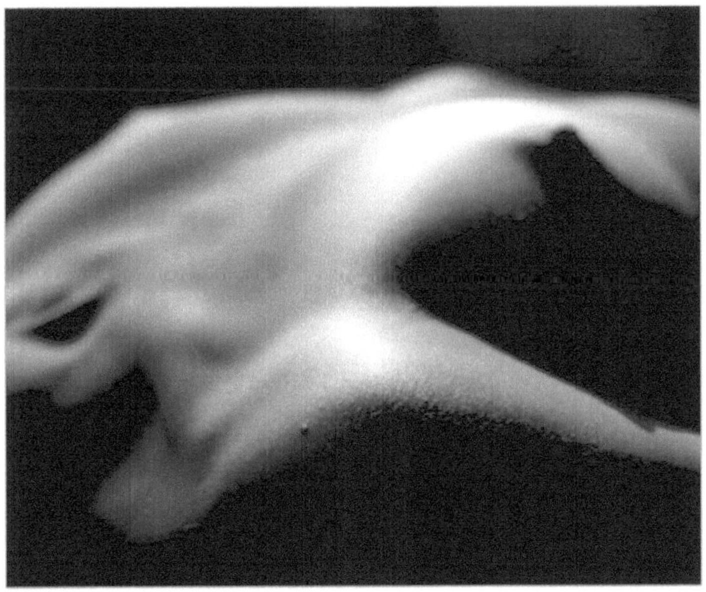

LOS MERIDIANOS UTILIZADOS EN LA REFLEXOLOGÍA

Los meridianos circulan en las profundidades del cuerpo y los canales actúan a nivel superficial. Meridiano significa "vía" o "camino". Hay doce meridianos principales algunos llegan a los pies o salen de ellos y otros llegan a las manos o salen de ellas. En estos puntos el reflexólogo actúa junto con la reflexología para poder armonizar los canales energéticos. Y poder ayudar al paciente a encontrar su equilibrio, físico, emocional y mental.

Aplicaciones de la reflexología

¿Cómo se realiza?

MÚSICA

La música es muy importante para ayudar a disminuir el estrés. En la actualidad existe una variedad muy amplia de música de relajación para poder elegir. Lo ideal es utilizar tonos y ritmos suaves. Si se utiliza la misma música durante las sesiones, el paciente captará que es un mensaje de que ya comienza su relajación, ese es el tiempo que se ha permitido dedicarse. El reflexólogo debe realizar un toque tranquilo y regular, concentrarse en su cliente, e ir sintiendo qué es lo que necesita ésta persona.

REFLEXÓLOGO

Debe estar atento a la postura de su cuerpo, y a la del paciente que debe encontrar un espacio apto para lograr la mejor relajación. Durante el masaje zonal se produce un real intercambio energético entre el terapeuta y el cliente es conveniente que el reflexólogo comience la sesión con la mayor tranquilidad interior.

Después de cada sesión el reflexólogo debe lavarse las manos y mantenerlas en el agua fría durante cierto tiempo, el hecho de lavarse las manos no es sólo un acto de higiene sino también a alejar las tensiones que se hayan producido en el tratamiento.

Alcances de la reflexología

DESBLOQUEO ENERGÉTICO

La reflexología actúa desbloqueando los canales energéticos que se hallan bloqueados. Y que al no tener un libre fluir pueden causar problemas en el físico o en la parte emocional del paciente.

ALIVIO DEL ESTRÉS

Al hablar de estrés, estamos refiriéndonos a toda una serie de situaciones y elementos en nuestra vida que, por una razón u otra, nos producen un desequilibrio. Ya sea que se trate de estrés de índole laboral, o se trate de un estrés causado por cuestiones o problemas personales, cualquiera de los motivos va a influirnos modificando el funcionamiento filológico de organismo (la frecuencia cardiaca, la presión arterial, la respiración, la tensión muscular, etc.)

Además el estrés puede llevar a las personas a tener comportamientos poco saludables como fumar, abusar del alcohol, o de las drogas. También suele aparecer, bulimia, insomnio, anorexia, etc.

Hay que tener en cuenta que nuestro organismo está en condiciones de afrontar perfectamente una situación de estrés en un momento determinado; pero, sin embargo, no lo está para que esa situación estresante se mantenga en el tiempo.

ESTIMULA EL SISTEMA HORMONAL Y ENDOCRINO

Al actuar sobre el sistema nervioso estimula el sistema glandular del organismo produciendo un equilibrio en las hormonas que circulan en la sangre.

DEPURACIÓN

El cuerpo tiene su propio sistema de depuración como la piel a través de sudoración, los riñones a través del filtrado de los líquidos de nuestro organismo, los intestinos por medio de la evacuación de las heces.

¿Qué reacciones puede tener el paciente durante las sesiones?

- Movimientos involuntarios
- Adormecimiento de partes del cuerpo (brazos, manos, piernas)
- Sensación de que se hunde en la camilla o sillón en el que se encuentre
- Visualización de colores
- Cambios en la temperatura corporal (frió o calor)
- Sudoración
- Lágrimas
- Llanto o risa sin motivo
- Cambios en el ritmo respiratorio. etc.

Modificacioens entre sesiones

- Cambios de coloración y olor en la defecación
- Adelanto del ciclo menstrual
- Sueño
- Menstruación más abundante, cambio en el olor
- Cambios en el estado de ánimo
- Cambios en los pies

Contraindicaciones

En los pies que presentan heridas, escaras, fracturas. En el pie diabético, en pies con micosis (pie de atleta), inflamaciones de las venas y ganglios linfáticos.

Una de las cosas mas importante para el reflexólogo es que tiene que sentirse unificado con sus manos, y reconocer en el paciente trate la zona que sea del cuerpo, que es una unidad, que tiene problemas que resolver en su vida sea a nivel físico, emocional o mental, que esa persona que tiene enfrente de él es un compañero de camino, que tuvo la deferencia, de elegirlo para acompañarlo en su proceso de crecimiento y en este momento de su vida. Que tiene que dar lo mejor de si como persona y como profesional.

BIBLIOGRAFÍA

- Bertherat Therese, *El cuerpo tiene sus razones*
- Byers Dwight, *Masaje reflexológico de los pies*
- Avi Grinberg, *Reflexología holística*
- Jung Carl, *El hombre y sus símbolos*
- Alicia López Blanco, *Reflexología, el lenguaje de los pies*
- Lowen Alexander, *Bioenergética*
- Hanne Marquard, *Zonas reflejas del pie*
- W. Reich, *Función del orgasmo*
- Arnaldo Rascosky, *La mujer*
- Dr. F. Escardo, *Nacer y crecer*
- Bernard Jensen

Nora Marrapodi
Reflexóloga holística

- Reflexology The Original Ingham Metodo
  Matrícula 97898
- International Institute de Reflexology
  Matrícula 4068
- Reflexóloga Holística
- Socia Fundadora de la Asociación Argentina
  de Reflexólogos
- Directora de la Escuela Holística "OM"
- Parapsicología 1er. y 2do. nivel
- Magnified Healing
- Reiki 1er. y 2do. nivel
- Teramai 2do. nivel
- Control Mental Superior
- Digitopuntura
- Cosmiatría biológica celular
- Especialista en estética corporal
- Profesora de gimnasia
- Terapeuta floral - Flores de Bach

- Aromaterapeuta
- Auxiliar de Nutrición
- Auxiliar de Kinesiología
- Auxiliar de Flebología

www.escuelaholistica-om.com.ar
info@escuelaholistica-om.com.ar
escuelaholistica_om@yahoo.com.ar